Dʳ ALBERT OVIZE

LES

FISTULES DENTAIRES

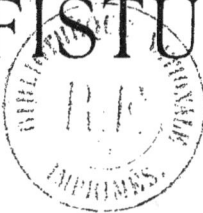

ET

D'ORIGINE DENTAIRES

SAINT-QUENTIN

IMPRIMERIE A. DUBOIS & Cⁱᵉ

1897

À mon Confrère
le Dr Sarguin Fayolle

Hommage confraternel

[signature]

FACULTÉ DE MÉDECINE DE PARIS

ANNÉE 1897

N°

THÈSE

POUR

LE DOCTORAT EN MÉDECINE

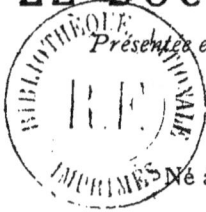

Présentée et soutenue le Jeudi 4 Mars 1897, à 1 heure

PAR

Albert OVIZE

Né à St-Quentin (Aisne), le 6 Août 1870

LES

FISTULES DENTAIRES

ET

D'ORIGINE DENTAIRE

PRÉSIDENT : M. GUYON, professeur.

JUGES
M. DEBOVE, professeur.
M. POZZI, agrégé.
M. ACHARD, agrégé.

Le Candidat répondra aux questions qui lui seront faites sur les diverses parties de l'Enseignement Médical.

SAINT-QUENTIN

IMPRIMERIE A. DUBOIS & Cie

33, Place de l'Hôtel de Ville, 33

—

1897

A LA MÉMOIRE DE MON PÈRE

A MA MÈRE CHÉRIE

A MON BEAU-PÈRE

A MON FRÈRE ROGER

Les Fistules dentaires et d'origine dentaire

INTRODUCTION

Les affections du système dentaire sont, comme on le sait, susceptibles de produire certains désordres de voisinage ayant pour siège soit le bord alvéolaire, soit même les régions du cou et de la face où se développent des accidents inflammatoires : phlegmons, abcès, fistules. Trop souvent même, on doit le dire, les médecins consultés dans ces circonstances graves méconnaissent la relation qui rattache ces divers accidents aux lésions dentaires primitives ; d'autres fois, on se borne à les attribuer à l'une de ces maladies, qui, bien que la plus commune, est loin d'être directement responsable : la carie. C'est, qu'en effet, le processus de ces lésions est parfois assez obscur, le diagnostic des altérations primitives assez difficile pour justifier les incertitudes et les hésitations de la pratique ordinaire.

C'est dans le but d'éclairer cette partie de la pathologie dentaire que nous avons entrepris le présent travail.

Mais, avant d'entrer dans le détail de cette étude, nous tenons à remercier nos maîtres dans les hôpitaux.

M. le Dr J. Lucas - Championnière nous a appris ce qu'est l'antisepsie. Nous avons, auprès de lui, pu voir qu'à la plus grande simplicité dans son application pouvaient s'allier les résultats les meilleurs et les plus sûrs.

Durant notre première année d'externat, nous avons été l'élève de M. le Dr Gingeot, et nous avons pu apprécier son dévouement pour ses élèves. Nous avons ensuite été pendant un an l'externe de M. le Dʳ Dreyfus-Brisac, et nous avons gardé de son enseignement, le meilleur souvenir. Nous avons passé notre troisième année d'externat dans le service de notre regretté maître, le Dʳ Nicaise. Nous avons eu la bonne fortune d'y être l'élève de M. le Professeur agrégé Delbet, à qui nous sommes redevable de nos connaissances en chirurgie. Dans le service de M. le professeur Pinard, et auprès du Dʳ Varnier et du Dʳ Bouffe de Saint-Blaise, nous avons appris l'art des accouchements ; nous leur en sommes très reconnaissant.

C'est à M. le Dʳ Cruet que nous sommes redevable de la presque totalité de nos connaissances en stomatologie. C'est lui qui nous a fourni le sujet de notre thèse, en même temps que de nombreux documents pour mener à bien ce travail. Qu'il veuille bien croire à notre profonde gratitude.

M. le Dʳ Pietkiewicz et notre ami, le Dʳ Saladin, ont droit aussi à nos sincères remerciements pour ce qu'ils nous ont appris en odontologie.

Au cours de nos études de stomatologie, nous avons pu voir combien il est regrettable que cette branche de la chirurgie ne soit pas exclusivement l'apanage des médecins.

M. le Dʳ Campenon nous a, avec la plus grande courtoisie, communiqué une fort intéressante observation ; nous le remercions de sa bienveillance.

Que M. le Professeur Guyon reçoive l'expression de nos sincères remerciements pour l'honneur qu'il nous fait en acceptant la présidence de cette thèse.

A. O.

Historique

Celse, en l'an 25 avant J.-C., écrivait dans son traité de la Médecine : *Fit etiam interdum, ut ex gingivæ ulcere, sive παρουλις fuit, sive non fuit, diutius pus feratur : quod aut corrupto dente, aut fracto, vel aliter vitiato Osse, maximeque id per fistulam evenire consuevit.*

L'idée, on le voit, de chercher du côté des dents l'origine de certaines fistules, est fort ancienne. Plus près de nous, nous trouvons à la fin du XVᵉ siècle un médecin de Florence, Benivieni, qui guérit en peu de jours, par l'extraction d'une dent, un ulcère du menton qui durait depuis plus de trois ans. Il raconte même qu'après avoir extrait la dent, il avait remarqué que la racine était rongée *(nam dente ipso evulso erosam ejus radicem cernimus.)*

Ambroise Paré parle ainsi du sujet qui nous occupe : « Or, souvent, il y a des ulcères fistuleuses aux gencives, dont s'ensuit carie à la racine de la dent, et enfin l'ulcère pénètre par dehors comme sous le menton : ce qu'aucuns estiment estre escrouelles, estimans estre incurables, ne se pouvans guérir par aucun remède susdit. En telles ulcères, faut suivre le conseil d'Aèce et de Celse qui est arracher la dent offensée : car par ce moyen on extirpera la fistule, la gencive s'abaissera, et ce qui reste de la curation sera plus facile pour ce qu'il n'y avoit que la pourriture de la dent qui l'entretenoit. »

Au XVIIIe siècle, Jourdain, dans son *Traité des maladies de la bouche*, signale parmi les causes de fistules osseuses les suppurations établies dans les alvéoles mêmes « dont la partie la plus subtile se sera infiltrée dans la substance osseuse et maxillaire et s'y sera formée une route quelquefois fort étendue. » Il rapporte un grand nombre d'observations de fistules gingivales et 29 observations de fistules cutanées de siège variable : paupière inférieure, joues, arcade zygomatique... Dans l'une d'elles, entre autres, il raconte qu'il guérit une femme qui était atteinte de fistule datant de 14 ans « quoiqu'elle prît les conseils et les médicaments ordonnés par différents chirurgiens dont aucun ne réussit, attendu que pas un d'entre eux n'eut la pensée d'extirper la dent, et même ils s'accordaient tous à ne pas le faire... La racine de la dent arrachée se trouva corrodée, inégale et couverte d'une sorte de matière pierreuse arrangée par lames. »

C'est en 1810, dans les Mémoires adressés par Duval à la Société de la Faculté de Médecine de Paris que nous trouvons pour la première fois l'expression de « *fistule dentaire* ».

En 1818, Boyer signale des guérisons de fistules du menton par extraction de dents malades..... et même de dents qui n'étaient point cariées. Mais il ajoute qu'on trouve presque toujours à la base une petite tumeur molle et fongueuse. Il indique le moyen de reconnaître par l'exploration de la fistule quelle dent en est l'origine.

En 1848, Choisy adresse à l'Académie de Médecine un Mémoire sur les fistules dentaires.

En 1851, Chassaignac, après avoir eu l'occasion d'exa-

miner cette affection sur un cadavre, dit qu'il y a des
fistules d'origine dentaire sans carie de la couronne et
émet cette opinion qu'il faut attribuer à cette cause,
dans bien des circonstances, certains engorgements des
ganglions sous-maxillaires et certains abcès de la même
région à origine inconnue. Nous arrivons enfin à la période contemporaine. Les travaux sur les fistules dentaires sont nombreux, sans qu'il existe de la question une
étude complète. Il est impossible d'en faire l'analyse et
nous nous bornerons à citer les noms de Magitot,
Pietkiewicz, David, Ferrier...... que nous aurons l'occasion de retrouver au cours de notre sujet.

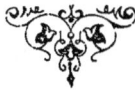

CHAPITRE II

Définition — Divisions

———

Les fistules dentaires peuvent, d'une manière géné
rale, se définir : des trajets anormaux s'étendant d'une
dent ou de l'alvéole qui la contient à une muqueuse ou
à la peau.

On peut donc d'ores et déjà faire des fistules dentaires
deux grandes divisions en fistules muqueuses et fistules
cutanées.

A. Fistules muqueuses. — Elles ne sont pas
seulement buccales : on en a vu, en effet, assez souvent,
s'ouvrir à la surface de la muqueuse nasale, d
la muqueuse du sinus, du côté de l'orbite même. Ces
cas, il faut le dire, sont relativement rares, et le plus
ordinairement, les fistules s'ouvrent dans la bouche :
sur la gencive, sur la muqueuse palatine, sur la muqueuse des joues même. De là, autant de variétés : gingivales, palatines, jugales. Les fistules gingivales sont,
à elles seules, aussi fréquentes que toutes les autres ;
mais, si elles sont les plus communes, elles sont en
même temps les moins remarquées, à cause du peu de
gêne qu'elles provoquent et de l'inutilité que le malade
trouve de consulter.

B. Fistules cutanées. — Elles s'ouvrent généralement en un point quelconque de la face ou de la région cervicale ; parfois elles s'étendent jusque dans la région temporale ; enfin, l'on possède des observations de fistules s'ouvrant au sommet de la tête, et d'autres au niveau de l'insertion sternale du sterno-cléido-mastoïdien (Duclos) et même au-dessous de la clavicule (Salter).

Le Dr Hartlevan (*Dental Cosmos*, 1888) a vu survenir chez un malade atteint depuis trois ans d'une ulcération de la gorge une fistule de la joue droite. L'extraction de la deuxième molaire inférieure guérit simultanément la fistule jugale et l'ulcération de la gorge pour laquelle aucun traitement n'avait réussi.

Les fistules cutanées peuvent donc se diviser en :

1. Labiales et nasales ;
2. Jugales ;
3. Temporales ;
4. Mentonnières et sus-hyoïdiennes ;
5. Parotidiennes et massétérines ;
6. Cervicales.

Nous retrouverons cette division à propos de la pathogénie des fistules, mais, disons-le dès maintenant, il y a fort souvent une relation assez nette entre le lieu de l'orifice externe de la fistule et la dent qui en est la cause.

D'après leur nombre, les fistules sont :

A. Simples, lorsqu'il n'y a qu'un orifice. C'est le cas le plus ordinaire.

B. Doubles, triples.... lorsque, pour un unique foyer d'origine, il y a deux, trois.... orifices, cas qu'il ne faut pas confondre avec les fistules multiples résultant de l'altération de plusieurs dents.

FRÉQUENCE. — Les fistules dentaires sont une maladie fréquente en apparence seulement. Elles sont même rares relativement au nombre des lésions· qui peuvent leur donner naissance. Qu'on songe, en effet, au nombre des individus qui ont, toute leur vie, des dents cariées, sans avoir jamais de fistules, et l'on sera convaincu de a vérité de cette proposition.

CHAPITRE III

Etiologie et Pathogénie

C'est dans une carie superficielle ou profonde, c'est dans un traumatisme ancien qu'il faut, dans la presque totalité des cas, chercher le point de départ des fistules dentaires. Mais, si l'origine de l'affection qui nous occupe est là, il faut bien dire que ni le traumatisme, ni la carie ne suffisent pour expliquer la production d'une fistule.

C'est à la *périostite alvéolo-dentaire* qu'il convient de rapporter les abcès périmaxillaires à l'ouverture desquels succéderont les fistules. Nous allons donc décrire la périostite, ou plutôt l'arthrite alvéolo-dentaire, puisqu'il est prouvé qu'il n'y a point de périoste, mais bien un ligament entre l'alvéole et la dent. Cependant, malgré son incorrection, nous conserverons le terme de périostite de préférence à celui d'arthrite avéolo-dentaire, car ce dernier peut prêter à confusion.

Il n'y a pas longtemps encore, on considérait la périostite alvéolo-dentaire comme une affection spontanée, traumatique ou consécutive à la carie. — Spontanée, elle reconnaissait pour cause le froid, une simple difficulté d'éruption, les diathèses (rhumatisme, syphilis, scrofule....), les affections aiguës.

Aujourd'hui, la science a marché ; on ne peut plus admettre qu'une inflammation, qu'une formation de pus soit spontanée ; on sait qu'une infection est sous la dépendance de micro-organismes, et qu'il faut à ceux-ci une porte d'entrée.

S'il est vrai que dans la cavité d'une dent cariée on peut rencontrer les micro-organismes les plus variés et les plus complètement étrangers à la bouche, il est cependant probable que quelques-uns seulement jouent un rôle actif dans la destruction de la dentine.

MM. Galippe et Vignal ont, en 1889, isolé six espèces de bacilles, parmi lesquels quatre ont été constamment rencontrés.

Les deux premiers forment, avec le lait, de l'acide lactique, et ce sont eux qui dissolvent la matière minérale de la dent ; les autres, qui ont la propriété de détruire la matière protéique, font disparaître la matière organique de la dent.

Miller, de Berlin, a, de son côté, décrit cinq espèces de bactéries, et les a désignées par les lettres α, β, γ. δ. ε

Le microbe β serait le véritable agent pathogène de la carie dentaire. C'est un microbe polymorphe, il affecte la forme de filaments, de bâtonnets.

Quels qu'ils soient, tous ces microbes particuliers sont aidés dans leur œuvre de destruction par le produit des microbes saprogènes qui abondent dans la bouche. Citons : le bacterium termo, le staphylococcus pyogenes aureus, le streptococcus pyogenes.

Les microbes de Galippe et Vignal, les microbes étudiés par Miller, de Berlin, sont, à proprement parler, les microbes de la carie dentaire, ceux qui, en amenant à la fois la destruction de la matière minérale et de la matière organique de la dent, ouvrent la voie à l'infection de la pulpe, et consécutivement du ligament dentaire autour de l'apex. Mais cette infection de la pulpe et du ligament résulte plus particulièrement, sans doute, des microbes à la suite qui, trouvant la voie ouverte, pénètrent dans le canal radiculaire, infectent la masse pulpaire et atteignent, par l'apex, l'extrémité de la racine, déterminant des abcès variés, origine des fistules que nous étudions. La gravité de ces abcès, les accidents infectieux de nature souvent redoutable qui les accompagnent à la suite de carie pénétrante, ayant largement ouvert le canal radiculaire, sont dus, évidemment, à la large pénétration de ces microbes (staphylocoques, streptocoques et autres) toujours aux aguets, pour ainsi dire, dans une bouche infectée.

Les microbes ne se rencontrent guère dans les canalicules, mais souvent dans les pulpes infectées et les abcès radiculaires. Tel est le mode d'infection commune dans les caries pénétrantes. On sait, cependant, on observe qu'à la suite d'un coup, d'une chute sur les dents, sur une ou plusieurs dents, sans que l'organe paraisse offrir de solution de continuité, il peut se produire dans le voisinage des abcès, des fistules, dont ce traumatisme est manifestement l'origine.

Ces abcès et ces fistules qu'on voit se produire plus particulièrement dans la région du menton, mais qui peuvent s'observer dans d'autres régions et provenant d'autres dents, ne sont pas extrêmement rares.

Que s'est-il passé dans ce cas ? Il ne semble pas douteux que le coup qui a frappé la dent, que le choc reçu aient amené, sur un ou plusieurs points de l'émail, ou même de l'ivoire, de solution de continuité, des fissures, qui, à peine visibles à l'œil nu, sont, cependant, suffisantes pour laisser l'entrée libre aux microbes qui vont infecter la pulpe.; tout au plus pourrait-on faire observer que, dans ces cas, les abcès, les accidents infectieux qui se produisent, sont généralement moins aigus, affectent une marche moins grave que ceux que nous avons signalés précédemment.

Telle est la règle dans les traumatismes. Dans des cas très rares, on pourrait peut-être invoquer un décollement de la gencive autour d'une ou plusieurs dents à la suite d'une chute ou d'un choc, et la pénétration des éléments infectieux entre la racine et l'alvéole jusqu'au sommet de la dent. Mais ces cas nous semblent devoir être extrêmement rares, et la première explication nous semble la seule satisfaisante dans l'immense majorité des cas.

Quelle qu'ait été leur voie de pénétration, ces éléments infectieux sont évidemment les mêmes que ceux qui infectent la pulpe à la suite de caries pénétrantes : ce sont les éléments infectieux qui font de la bouche leur séjour passager ou habituel : bactéries variées, streptocoques, staphylocoques....

Ces mêmes accidents de pulpite infectieuse, d'abcès radiculaires plus ou moins fistuleux peuvent-ils encore se produire sur une dent qui semble saine, qui n'ayant jamais reçu de choc, n'offre sur aucun point de solution de continuité, mais qui est atteinte d'une carie très-superficielle ou d'une usure qui a dénudé l'ivoire et rendu béante à sa surface les canalicules de l'ivoire ? Sans doute encore. Mais ces cas doivent être rares, et il ne semble pas que les canalicules seuls puissent livrer facilement passage aux éléments infectieux si la substance de la dent n'a pas été primitivement désorganisée par les microbes de la carie.

Dans tous les cas que nous venons d'étudier, c'est la

pulpe qui est primitivement atteinte. De la pulpe l'infil-
tration infectieuse s'est propagée par l'apex aux parties
voisines, ligament et ós, et a déterminé tous les accidents;
mais cette voie n'est pas la seule suivie par les bacilles
et l'infection, si celle-ci est de beaucoup la plus fréquente.

— L'infection, cause des abcès et des fistules, peut
aussi se faire par voie externe, c'est-à-dire par l'espace
compris entre la gencive et le collet de la dent. Il faut
donc dans ce cas un décollement plus ou moins considérable de la gencive, une destruction plus ou moins
grande du rebord alvéolaire pouvant même aller jusqu'au sommet de la racine. Cette dernière condition
n'est point nécessaire : l'abcès peut se produire entre la
gencive et la racine de la dent et s'ouvrir plus ou moins
loin du rebord gingival, donnant ainsi lieu à une fistule
de la gencive sans avoir atteint le sommet de la dent,
la pulpe et l'apex étant absolument indemnes. C'est un
accident qu'on observe souvent dans l'affection connue
sous les noms variés de : ostéo-périostite alvéolo-dentaire (Magitot), gingivite arthro-dentaire infectieuse
(Galippe), arthrite dentaire infectieuse......

L'explication en est simple : les éléments infectieux
s'introduisent entre la gencive et la dent au niveau du
collet, ils s'accumulent au-delà de celui-ci et pullulent
au point de produire des abcès plus ou moins étendus.
Quelquefois le pus s'échappe par le collet, mais d'autres
fois il se collecte au-delà de celui-ci et forme abcès souvent plus ou moins haut sur la gencive en laissant un
trajet fistuleux généralement court. Quand ces suppurations d'origine extérieure et toujours produites alors
par les éléments infectieux qui n'ont rien à voir avec
ceux de la carie dentaire décollent la gencive, détruisent
le bord alvéolaire au point d'arriver à l'apex, ils peuvent

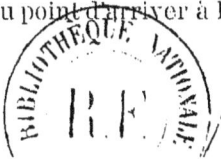

infecter secondairement la pulpe et donner lieu à des
accidents qui ressemblent absolument à ceux des pul-
pites primitives. C'est alors que, suivant les dents atteintes les abcès peuvent produire toutes les variétés de
ceux à la suite de carie pénétrante et produire les fistules gingivales et cutanées de toutes sortes. On comprend même que dans ces cas les accidents puissent
être particulièrement graves dans les bouches très-in-
fectées, car ici les éléments infectieux n'ont point à
traverser les tissus de la dent qui peuvent jouer jusqu'à
un certain point le rôle de filtre pour quelques-uns
d'entre eux, mais pénètrent *de plano* dans les tissus
profonds par une voie largement ouverte.

Les accidents dits de dents de sagesse, et en particulier ceux que nous étudions, c'est-à-dire les abcès et les
fistules qu'ils déterminent trop souvent se produisent
par un processus qui ne diffère pas beaucoup du précédent. Cependant il mérite d'être étudié un instant à
part.

Disons d'abord que, comme toute autre dent, la dent
de sagesse atteinte de carie pénétrante peut produire
des abcès et des fistules. Ce n'est point de ces cas dont
nous voulons parler : il s'agit des dents de sagesse
saines amenant des accidents infectieux, uniquement
par suite de leur éruption difficile.

Cornudet, dans sa thèse écrite sous l'inspiration de
son maître Redier (de Lille) dit que : « Les accidents
ne se produisent jamais tant que la muqueuse n'est pas
percée en un point quelconque et un peu enflammée.
Il ajoute que c'est là un fait capital, et voici, dès lors le
processus de l'infection : la muqueuse, tendue par la
dent qui pousse, cède, se décolle et vient complètement
encapuchonner la dent. Dès lors, les conditions favo-

rables au développement de l'infection putride locale
sont réalisés. Sous ce capuchon s'accumulent, sé-
journent et végètent aisément les agents infectieux
dont la bouche contient ordinairement les spécimens
les plus variés. Les phénomènes de fermentation putride qui se traduisent par l'odeur fétide qu'exhalent les
liquides et les détritus de toutes sortes accumulés sous
le capuchon se développent sans aucun obstacle (1). »
De là à l'infection du ligament de la dent, et à la destruction de la pulpe, la marche est des plus simples.

Si la pénétration paraît être le plus souvent une condition nécessaire, d'après notre maître, le Dr Cruet, il
n'en serait pas toujours ainsi : des abcès pourraient se
produire entre la gencive et la dent de sagesse comme
entre la gencive et d'autres dents, lorsque la muqueuse
très amincie a certainement pu livrer passage à des éléments infectieux. Cette observation ne change en rien
d'ailleurs le fond de la théorie de M. Redier.

Quel que soit le chemin parcouru par les microbes et
quels qu'ils soient, le ligament alvéolo-dentaire est in-
fecté. Que va-t-il se passer ? Si cette infection reste un
accident exclusivement local, borné à l'alvéole, sans
retentissement de voisinage, elle est alors simple, dure
quelques jours et disparaît rapidement.

Dans une seconde période, l'inflammation du ligament est plus violente et plus étendue : l'infection se
propage aux parties voisines, et, par un mécanisme facile à comprendre, amène la production d'un véritable
phlegmon, soit dans la gencive, soit dans le tissu cellulaire de la face et même du cou ; c'est la fluxion, pouvant aboutir à un abcès qui s'ouvre à la gencive ou à

(1) CORNUDET. Thèse, Paris 1886.

la peau. Tout peut cependant se terminer par résolution
et en tous les cas l'abcès ouvert peut guérir rapidement sans laisser de traces. Les mêmes faits peuvent
ainsi se reproduire plusieurs fois de suite ; de là le nom
de plegmon à répétition donné à la série des accidents.

Enfin, dans un troisième état, c'est-à-dire à une pé-
.riode avancée de la maladie, l'arthrite est devenue irré-
médiable, la dent n'est plus qu'un corps étranger sep-
tique entraînant des décollements, des suppurations de
la gencive, de l'alvéole; de l'ostéïte, de la nécrose de
l'os. L'abcès à peu près inévitable qui se formera alors
n'est plus simple et n'a pas de tendance à guérir ; l'orifice qui résulte de son ouverture spontanée ou artificielle reste fistuleux, versant constamment, soit dans
la bouche, soit au dehors, sur la peau, une quantité variable de pus présentant tous les caractères du pus d'origine osseuse.

— Il ne faudrait pas croire cependant que la fistule
résulte toujours de ce processus : bien que la périostite
alvéolo-dentaire se retrouve toujours à l'origine, parfois il existe pendant assez longtemps un état intermé-
diaire consistant dans le soulèvement du périoste par
des liquides pathologiques qui forment ce qu'on appelle
les *kystes radiculaires*. Ceux-ci sont tantôt séreux,
tantôt purulents suivant la violence de l'inflammation. Le
kyste d'abord séreux peut devenir purulent et, d'après
Broca redevenir séreux quand l'inflammation a cessé.
Quoi qu'il en soit, c'est en tant que kyste purulent qu'il
peut, en dernière analyse conduire à une fistule, car le
kyste à contenu purulent rentre dans la condition de
l'abcès et est susceptible, à un moment donné, d'une
manière spontanée ou autre, de s'ouvrir au dehors en
donnant lieu à une fistule permanente. Disons ici,

puisque l'occasion s'en présente, que ce processus est
rare et se rencontre surtout pour les fistules qui ont
leur origine à la mâchoire supérieure où les kystes,
grâce à la paroi du sinus trouvent un développement
relativement facile. Il ne sera peut-être pas non plus
téméraire de rattacher à ce fait la rareté relative des
fistules pour la mâchoire supérieure, le plus grand
nombre des kystes ne suivant pas la marche aiguë que
nous indiquions tout à l'heure.

Les accidents de la périostite alvéolo-dentaire, et en
dernière analyse les abcès et les fistules viennent d'être
passés en revue d'une manière générale et indépen-
damment des dents qui les provoquent. Il est d'un grand
intérêt au point de vue du diagnostic d'envisager le
siège de la fistule par rapport à la dent malade. — Si ce
sont les incisives inférieures, l'abcès et la fistule abou-
tissent à un point du menton ou de la région sous-
hyoïdienne ; pour les incisives supérieures, c'est vers
les fosses nasales ou le voisinage de l'aile du nez; si ce
sont les canines et les molaires supérieures, l'ouverture
siégera dans la voûte palatine, la fosse canine, le sinus
maxillaire, l'orbite, la fosse temporale. Sont-ce les
canines ou les molaires inférieures, nous aurons une
fistule du bord inférieur de la mâchoire inférieure,
parfois de la région cervicale voisine. Enfin, s'il s'agit
d'une dent de sagesse inférieure, le pus pourra prendre,
soit une direction descendante vers l'angle du maxillaire
ou le cou, soit ascendante par les gaines des muscles
élévateurs jusqu'à la région temporale, l'articulation
temporo-maxillaire ou l'apophyse coronoïde.

Si l'on veut absolument dégager de ces faits une loi
générale, on verra que la fistule tend presque toujours
à se produire sur un même trajet vertical avec la dent

qui la cause ; mais il faut le dire, on se trouvera dans la pratique en face de nombreuses exceptions.

Maintenant, pour quelles raisons et par quel mécanisme le phlegmon prend-il tantôt la direction de la gencive de manière à constituer un abcès simplement buccal ou une fistule gingivale, tantôt la direction des téguments extérieurs pour former une fistule cutanée ?

Les raisons de ces deux trajets paraissent être absolument anatomiques et résultent de l'organisation des parties relativement au siège précis où ont débuté les accidents alvéolaires.

On remarquera, en effet, que par une corrélation anatomique constante, le fond du vestibule de la bouche, en haut et en bas, suit dans ses ondulations et dans sa courbe une direction parallèle à une ligne virtuelle qui passerait par tous les sommets des racines dentaires. Cette remarque a une grande importance chirurgicale et c'est précisément nous donner l'explication de ce que nous cherchons.

Si la périostite alvéolo-dentaire, origine des accidents en question siège sur les côtés d'une racine dentaire et près du collet, les complications phlegmasiques auxquelles elle donnera lieu sont simplement gingivales, et les abcès ou fistules, s'ils se produisent, auront leur ouverture dans la cavité du vestibule de la bouche, à une hauteur variable du bord alvéolaire. Si, au contraire, la périostite occupe le sommet d'une racine, l'issue des accidents ultérieurs pourra être infiniment plus sérieuse : lorsque le sommet de la racine correspondra à la cavité du vestibule, l'abcès s'y ouvrira encore ; mais dans d'autres circonstances, ce sommet répond à un niveau plus profond, et les phénomènes inflammatoires dont il est le point de départ cherchant leur issue la plus directe se portent vers le tégument extérieur de la joue à travers le tissu cellulaire lâche de la région.

Ces particularités anatomiques expliquent parfaitement pourquoi les fistules extérieures ou faciales résultent principalement des altérations du ligament des molaires, dont les racines longues dépassent presque toujours un peu le fond du vestibule, tandis que les racines des incisives et des canines qui y sont ordinairement contenues dans toute leur hauteur, donnent plus rarement lieu à ces accidents.

La disposition spéciale de la dent de sagesse inférieure fournit encore la raison de la fréquence relative des accidents de cet ordre ; la totalité de la partie radiculaire de la dent de sagesse se trouve incluse manifestement au-dessous du sillon dans la plupart des cas ; c'est de la sorte que se produisent si fréquemment les phlegmons et les fistules des régions cervicáles et faciales dus à la dent de sagesse. Disons en passant que celle ci contribue au moins autant que la présence du sinus maxillaire que nous signalions en haut à augmenter la fréquence relative des fistules pour la mâchoire inférieure.

CHAPITRE IV

Anatomie pathologique et Symptômes

Comme toute fistule, une fistule dentaire comprend un orifice externe, un trajet, un lieu d'origine. Seule l'anatomie pathologique de ce dernier pourra être faite d'une façon complète. Pour le reste, cette affection n'ayant jamais donné lieu à une autopsie, les cas de fistules dentaires existant chez un individu ayant succombé par suite de maladies intercurrentes n'ayant pas attiré l'attention des médecins, l'anatomie pathologique grossière qu'on peut faire des fistules dentaires se confond avec la description des symptômes.

Quel que soit son siège, *l'orifice extérieur* de la fistule se présente avec certains caractères physiques qui, quoique s'éloignant peu de ceux des fistules en général, ont quelque chose de spécial pour le praticien exercé. — Sur la gencive, c'est généralement un petit bouton rosé, comme végétant, percé à son sommet d'un orifice que l'on rend visible en faisant sortir par la pression une petite gouttelette de liquide purulent ; plus rarement, c'est un orifice en forme de valvule, résultant d'un pli de la muqueuse. Quoique latent, souvent cet orifice est plus large et répond à une altération plus avancée des parties profondes.

A la peau, si l'ouverture est récente et spontanée, les

bords sont décollés dans une certaine étendue, amincis et irréguliers; à une période plus avancée, l'orifice est généralement petit, enfoncé plus ou moins profondément par suite de la rétraction des parois du trajet, adhérent à l'os sous-jacent si c'est à la face — l'orifice est alors en cul-de-poule — à des brides fibreuses sous-cutanées si c'est au cou. Il est de règle de voir au bout d'un certain temps sur le pourtour un certain nombre de fongosités bourgeonnantes pouvant saigner assez abondamment si l'on cherche à introduire un stylet.

Telle fistule qui, sous l'influence du traitement local : Cautérisation ou autre, s'est refermée assez rapidement peut se rouvrir au bout d'un certain temps, et ainsi plusieurs fois de suite. Il ne faudrait pas s'y tromper cependant, certaines de ces fistules persistent si petites, réduites à un pertuis donnant si peu de liquide, qu'on peut les croire guéries alors qu'il n'en est rien.

D'une manière continue ou intermittente, on voit s'écouler par l'ouverture des fistules des produits excrétés des parties profondes : sur la gencive, c'est souvent une petite gouttelette de pus crémeux, parfois un liquide simplement purulent, contenant des particules osseuses ou même de véritables petits séquestres. Ce pus est souvent fétide et communique une odeur désagréable à l'haleine.

A la peau, tantôt le pus s'écoule abondamment par ce que, ainsi que nous l'avons vu, la fistule succède presque toujours à un abcès plus ou moins volumineux ; tantôt l'écoulement est peu considérable, et s'est modifié au point de devenir presque séreux ; il s'y mêle souvent de petits morceaux d'os nécrosé. En somme, c'est le pus d'origine osseuse, parfois fétide, avec ses caractères plus ou moins accusés. — Lorsque l'écoulement est peu

abondant, le pus forme en séchant sur les bords de
l'orifice de petites croûtes jaunâtres qui comblent mo-
mentanément l'orifice. Bientôt le malade arrache cette
croûte, l'écoulement reparaît et la même série de faits
se reproduit.

Si nous poursuivons notre étude de la fistule dentaire
en allant des parties superficielles aux parties profondes,
nous sommes amené à examiner son trajet et sa direction.

Le Trajet, qui peut être très étendu, s'accompagne sur
tout son parcours d'une induration des tissus environnants, ce qui donne sous le doigt la sensation d'un cordon dur, de nature fibreuse, plus ou moins résistant qui
conduit jusqu'au sommet d'une dent, c'est-à-dire à la
lésion originelle que nous verrons dans un instant. C'est
cette bride, nous l'avons vu, qui, par sa tendance à se
raccourcir, à se rétracter, attire fortement vers l'os la
peau avoisinant l'orifice externe de la fistule qui prend
alors un aspect infundibuliforme.

Ce cordon est toujours rectiligne et fait souvent saillie
à travers la peau et sur le bord alvéolaire. Sa percep-
tion, nous le verrons à propos du diagnostic, n'est pas
toujours facile.

Dans les cas de fistule dentaire s'ouvrant au voisinage de
la paupière inférieure, soit au niveau du rebord orbitaire, soit dans la région du sac lacrymal, le trajet peut
être intra-osseux, et par conséquent impossible à percevoir par le toucher. Cette variété se rencontre surtout
chez les enfants vers l'âge de 5 ou 6 ans et s'explique
par la disposition des alvéoles de la 1re et de la 2e dentition. En effet la paroi antérieure du sinus, au lieu d'être
constituée comme chez l'adulte, par une mince lame de
tissu osseux compact, est formée par la double série

des alvéoles développées dans un tissu assez spongieux. Les rapports de ces alvéoles varient suivant l'âge de sujet, mais à un moment donné, le fond de l'alvéole du seconde dentition peut remonter jusqu'au niveau du rebord orbitaire (1).

Quelle que soit la nature du trajet, il existe nécessairement et nous conduit bien près de la dent ; l'os maxillaire nous en sépare encore. Dans quel état le trouvonsnous ? En général, les désordres sont des plus limités : l'alvéole seulement est atteint et encore, partiellement.

Le plus ordinairement, par suite des poussées de périostite, l'alvéole diminue de hauteur en même temps que la cavité s'élargit. Le plus ordinairement la paroi est amincie et perforée en un point d'un orifice régulier, percé comme à l'emporte-pièce ; plus souvent encore elle prend l'apparence d'une lame criblée, une infinité de petits trous livrent passage à la suppuration; à ce niveau l'os est dénudé de son périoste et rugueux. L'altération, cependant, peut être beaucoup plus étendue et constituer de véritables séquestres, quelquefois considérables, qui deviennent eux-mêmes la cause de complications et provoquent et entretiennent de nouvelles fistules (2). Mais nous n'avons pas à nous occuper de ces cas qui rentrent dans l'étude des fistules osseuses.

Nous arrivons enfin à la *dent*, cause de tout le mal.

a. Email. — Nous avons déjà dit que sauf le cas de périodontite par voie externe, on trouve toujours une lésion, si petite soit-elle de l'émail; un éclat de ce tissu a été enlevé et a laissé l'ivoire à nu. Le plus souvent,

(1) PARINAUD. *Arch. gén. de médecine.* 1880. T. I.
(2) PIETKIEWICZ. Thèse, Paris 1876.

l'émail est détruit sur une plus ou moins grande
étendue.

b. Ivoire. Même dans le cas de lésion minime de l'é-
mail, l'ivoire a ses canalicules remplis de microbes.

Dans le cas de destruction plus étendue, une plus ou
moins grande partie de l'ivoire est détruite ; les parties
immédiatement avoisinantes sont ramollies, le reste a
ses canalicules gorgés de bacilles. Enfin il est teinté en
gris-bleuâtre, nous allons voir comment.

c. Pulpe. Les canaux radiculaires en général élargis,
renferment une pulpe détruite, décomposée, formant
un putrilage noirâtre, d'odeur infecte qu'on retire par
fragments. Le sang de la pulpe s'est, bien entendu dé-
composé, et sa matière colorante, en pénétrant dans la
dentine, lui a donné la teinte ardoisée dont nous par-
lions tout à l'heure.

Les lésions que nous venons de signaler n'appartien-
nent pas en propre aux cas de périostite alvéolo-dentaire.
Ce sont celles de ce qu'on appelle maladroitement carie
du 4° degré. Comment, en effet, concevoir 4 degrés de
carie dentaire quand on la définit « une altération des
tissus durs de la dent ? »

A côté de ces lésions de carie pénétrante infectée, il
existe donc, dans la périostite chronique, des altérations du ligament alvéolo-dentaire et du cément.

d. Ligament alvéolo-dentaire. Ainsi que l'avaient fort
bien remarqué, et du reste signalé de très anciens au-
teurs que nous avons nommés dans notre historique, le
ligament est toujours détruit au sommet de la racine
sur une étendue variable, 2 à 3^{m}/^{m}, quelquefois davantage. L'apex est mis à nu. A la limite de cette destruction on remarque un épaississement considérable, une
sorte de bourrelet.

e. Cément. — Toute la partie qui est au-dessous de ce bourrelet baigne dans le pus. Elle est en général rugueuse, irrégulière, soit par destruction du cément, soit par hypertrophie par suite d'ostéite raréfiante ou d'ostéité productive.

CHAPITRE V.

Diagnostic

———

Le diagnostic d'une fistule dentaire comprend deux parties :

1° Établir qu'on est bien en présence d'une fistule dentaire ;

2° Determiner la dent, origine de l'affection.

I. Établir qu'on est bien en présence d'une fistule d'origine dentaire. — Dans les cas de fistule gingivale, ou même buccale, le diagnostic ne peut errer bien loin. Tout au plus pourrait-on songer à une fistule par nécrose du maxillaire ou consécutive à un abcès du sinus.

Mais, lorsqu'on a affaire à une fistule cutanée, il importe de faire le diagnostic différentiel avec :

1° Les fistules de la parotide ;

2°   —   du canal de Sténon ;

3°   —   consécutive à un abcès du sinus ;

4°   —   par nécrose du maxillaire ;

5°   —   lacrymales, dans certains cas.

Chaque fois qu'on la pourra pratiquer, l'exploration du trajet sera un précieux élément de diagnostic ; mais lorsque ce sera chose impossible, voici pour chacune de ces fistules les caractères qui les différencieront des fistules dentaires :

1. *Fistules de la parotide.*

Elles sont consécutives à des plaies accidentelles ou chirurgicales de la glande, aux calculs et aux phlegmons parotidiens. — La peau est rarement décollée.

Le malade est mouillé à certains moments, quand il parle ou quand il mange surtout. Un grain de sel, une goutte de citron déposés sur la langue provoquent un écoulement assez abondant de liquide aqueux, peu visqueux et alcalin qui n'est autre chose que de la salive parotidenne.

2. *Fistules du canal de Sténon.*

Résultent de plaies, abcès ou calculs.

Mêmes caractères que les précédentes, mais l'écoulement de salive est plus abondant. Enfin, une injection de liquide coloré poussé par l'orifice de la fistule repasse dans la bouche.

3. *Fistules consécutives à un abcès du sinus.*

Outre que les fistules cutanées consécutives à un abcès du sinus sont très rares, elles se caractérisent par deux signes importants : le passage de l'air par la fistule quand le malade se mouche ou éternue, et le reflux dans les fosses nasales de liquides injectés dans le trajet fistuleux.

4. *Fistules par nécrose des maxillaires.*

Elles sont toujours nombreuses, laissant écouler un pus fétide ; l'os est dénudé sur une plus ou moins grande étendue ; on peut percevoir un séquestre mobile. En outre, lorsque l'on a affaire à une nécrose du maxillaire inférieur, on observe du gonflement de la joue et de la région sus-hyoïdienne, de la constriction des mâchoires ; au maxillaire supérieur, la face est tuméfiée, déformée.

5. *Fistules lacrymales.*

Comme elles ne surviennent qu'à la suite d'une poussée aiguë, d'un phlegmon du sac survenant chez les individus atteints depuis longtemps de dacryocystite chronique, les commémoratifs à eux seuls suffisent pour les différencier des fistules dentaires.

Dans la plupart des cas du reste, le malade pourra assez souvent donner des renseignements utiles et qu'on devra mettre à profit, surtout si l'on n'a pu soi-même assister à la marche des phénomènes. On saura ainsi que le malade a eu des crises inflammatoires successives sous forme de fluxions, laissant derrière elles des indurations persistant sous forme de noyaux ; on saura que ces crises ont toujours débuté autour des maxillaires, et ce fait ne sera pas à négliger quand on se trouvera en face d'accidents développés parfois à une distance considérable de ceux-ci.

A un moment donné, sous l'influence d'une crise plus violente, le noyau induré s'est ramolli assez rapidement, un abcès s'est formé dont l'ouverture spontanée ou artificielle donne lieu à la fistule.

C'est à propos du diagnostic que nous croyons devoir signaler une variété de fistules d'origine dentaire que nous avons eu l'occasion d'observer dans le service de M. le Dʳ Cruet à l'hôpital de la Charité (Obs. VIII) et qui semble jusqu'ici n'avoir pas été étudiée.

Cette fistule déterminée primitivement par une dent de la mâchoire inférieure (2ᵉ prémolaire droite) et ouverte à la joue par un trajet direct persistant après l'avulsion de la dent et la guérison de l'abcès qui l'avait causée ; cette fistule, donc, était uniquement entretenue par l'écoulement de la salive et l'introduction de matières alimentaires plus ou moins altérées dans son trajet.

Il suffit de deux ou trois cautérisations suivies de lavages et d'antisepsie buccale pour amener la guérison définitive. Cette fistule primitivement dentaire était devenue secondairement buccale et était entretenue, toute distance gardée, par un mécanisme qui n'était pas très différent de celui des fistules à l'anus.

Le diagnostic peut aussi présenter des difficultés lorsqu'il s'agit de fistules, non pas dentaires proprement dites, mais certainement d'origine dentaire, lorsque celle-ci succède à l'ouverture d'un abcès ganglionnaire situé à la région sous-maxillaire par exemple.

L'abcès ganglionnaire a eu évidemment pour origine une dent atteinte de périostite alvéolo-dentaire et qu'il est facile de retrouver dans la bouche. Ces accidents ganglionnaires sont d'ailleurs très fréquents dans la pratique, et si c'était ici le lieu, nous pourrions démontrer après Starck qu'ils proviennent dans la moitié des cas du système dentaire.

Mais s'il y a un lien pathogénique évident entre cet abcès ganglionnaire fistuleux et la dent malade dans la bouche, il n'y a pas trajet direct et ininterrompu du pus se rendant du sommet de la racine de la dent à l'ouverture extérieure. Il n'y a pas à proprement parler fistule dentaire, ce dont d'ailleurs il est le plus souvent facile de s'assurer par les moyens d'exploration directe, et surtout par l'absence du cordon dur allant de la fistule au sommet de la dent incriminée.

Doit-on considérer comme une fistule dentaire l'ouverture extérieure muqueuse ou cutanée d'un kyste radiculaire chronique ? La dent est évidemment l'origine du kyste et par suite, l'ouverture du kyste, la fistule est bien d'origine dentaire. Si l'on considère d'ailleurs que le traitement applicable ici, qui est le plus souvent l'extraction de la dent, amène avec son traitement consécutif selon les cas, la guérison, nous pouvons dire que nous avons bien affaire à une fistule dentaire.

On ne devrait même pas hésiter d'après nous davantage à appliquer le même terme de fistule dentaire à l'ouverture de certains abcès dans l'intérieur du sinus (abcès des premières molaires en particulier), mais qui peuvent provenir de presque toutes les dents du maxillaire supérieur. Ces abcès donnent lieu à un écoulement de pus plus ou moins abondant par l'orifice nasal du sinus et les fosses nasales.

Quand les accidents sont récents, en effet, il suffit de l'extraction de la dent pour arrêter net cette suppuration comme un abcès s'arrête en général dans toute autre région par l'extraction de la dent qui l'a causé. Si la dent n'a point été enlevée en temps opportun, l'écoulement persiste à se faire par la cavité du sinus ; la muqueuse baignée par le pus s'infecte secondairement et peut arriver à constituer alors un véritable empyème chronique d'origine dentaire et qu'il est alors souvent utile de soigner par des soins appropriés, l'extraction simple de la dent ne suffisant généralement pas.

Après avoir bien établi que nous sommes en présence d'une fistule dentaire ou d'origine dentaire, il faut déterminer quelle dent doit être éliminée : c'est la seconde partie du diagnostic.

II. — *Déterminer la dent, origine de la fistule.* — Avant de chercher à déterminer par l'examen du système dentaire quelle dent cause la fistule, voyons si les éléments accessoires ne peuvent pas nous mettre sur la voie de ce diagnostic.

D'abord, nous tirerons quelques probabilités du siège de la fistule qui est très souvent, ainsi que nous l'avons vu au chapitre de la pathogénie, en relation assez nette

avec la dent. Nous avons énuméré les lieux des orifices
externes les plus ordinaires pour chaque dent ; nous ne
nous répéterons pas.

En second lieu, l'exploration directe qui sera faite par
le toucher, soit seul, soit aidé d'instruments explora-
teurs : stylets, sonde cannelée, bougie. — Le toucher
suffira parfois seul à nous faire sentir sous le doigt la
bride qui nous mènera au sommet de la dent qu'il faut
incriminer. — En l'absence de cordon fibreux bien net,
un stylet fin et flexible conduira parfois immédiatement
sur la lésion, surtout si le trajet est direct ; on sentira
parfois un choc, on aura la sensation d'une partie
rugueuse et résistante, parfois même on sentira un
fragment mobile ou complètement libre. Rarement le
malade indiquera lui-même que sa dent est ébranlée par
le choc : cependant, c'est ainsi qu'Alquié de Montpel-
lier fut mis sur la voie du diagnostic dans un cas de
fistule dentaire et fut amené à tenter une opération qui
depuis a donné de si beaux résultats : la réimplantation.
Plus souvent, il faut le dire, dans les cas de trajets
obliques, irréguliers, lorsque la fistule siège loin des
mâchoires, le stylet sera complètement inutile, et c'est
alors par l'examen du système dentaire que nous tâche-
rons de faire notre diagnostic. Du reste, que l'exploration nous ait donné un résultat complet ou moins satis-
faisant, l'état du système dentaire demande à être
étudié. Celui-ci est toujours atteint, mais il ne faut pas
s'y tromper, la lésion n'apparaît pas toujours d'une
manière évidente. Parfois une dent cariée appellera
immédiatement l'attention ; la carie est pénétrante, la
sonde s'enfonce profondément dans le canal dentaire
qui est élargi et rempli d'un putrilage fétide ; la dent
est en même temps douloureuse à la percussion ; les

dents voisines explorées avec soin sont saines ; là est évidemment le point de départ de la lésion, et il ne sera pas difficile de corroborer ce fait par des signes rationnels. Souvent, on doit le dire, on ne rencontre pas de dent cariée, mais d'autres phénomènes non moins significatifs : la dent est terne, violacée ou noirâtre, il y a un ébranlement plus ou moins considérable, de la douleur à la percussion : le doute n'est pas davantage permis.

Une dent fracturée ou luxée apparaîtra forcément comme origine possible des accidents observés et on fera un examen attentif de l'organe. L'état des maxillaires, souvent augmentés de volume, sera toujours recherché avec soin. C'est le chirurgien qui, de lui-même, dans ce cas, devra porter son attention sur le système dentaire, car, qu'il s'agisse d'une dent cariée, qu'il s'agisse d'une périostite alvéolo-dentaire simple, le malade pourra n'avoir éprouvé aucune douleur appréciable du côté des dents, ou celle-ci n'aura pas été assez violente pour qu'il la signale.

Pour nous résumer, le diagnostic de la dent à laquelle est due la fistule sera faite par :

Le siège de la fistule,

L'exploration du trajet,

Le degré de carie,

La teinte de la dent,

Sa mobilité possible,

Sa douleur à la percussion,

Enfin par les commémoratifs.

CHAPITRE VI

Traitement

———

Pour simplifier l'étude du traitement des fistules, nous croyons qu'il faut immédiatement les diviser en deux grandes classes : fistules muqueuses, fistules cutanées.

Si, pour les premières, la suppression de la dent, cause des accidents, est souvent moins nécessaire et moins urgente, on peut dire que pour la seconde, l'extraction sera de règle dans la grande majorité des cas, s'il s'agit surtout de dents prémolaires et molaires, toujours alors profondément altérées avec couronne plus ou moins détruite.

Nous verrons plus loin dans quels cas particuliers et par quels procédés la conservation de certaines dents, malgré les accidents qu'elles déterminent, peut être utilement tentée ; mais il faut dire que ces cas resteront quand même exceptionnels parce que, presque toujours, il y a urgence à supprimer une fistule cutanée dans le plus bref délai possible à cause des déformations que le décollement de la peau et la rétraction de la bride provoquent, et qui, par la durée de la fistule, s'accentuent de plus en plus, et que tout autre traitement que l'extraction expose à des retards ou à des non-réussites fâcheuses.

C'est donc surtout à propos des fistules muqueuses que nous pouvons tout d'abord étudier les procédés conservateurs de la dent, susceptibles en même temps de guérir l'abcès et le trajet fistuleux.

Il nous faut montrer comment ces procédés ont chance d'aboutir à un heureux résultat. Disons d'ailleurs qu'ils ne diffèrent pas dans leur application quand il s'agit de les appliquer à la guérison d'une fistule cutanée.

Nous avons suffisamment montré dans un chapitre précédent, par l'étiologie et la pathogénie des accidents, que le foyer principal de l'abcès, origine des fistules, avait son siège, sinon son point de départ au sommet de la dent ; quelle, que soit la nature de l'intervention conservatrice, on comprend que cette intervention doit avoir pour but d'atteindre le sommet de la racine, d'arrêter sur place et de détruire le foyer d'infection, source de tous les accidents.

Ces procédés sont variés, et nous pouvons les étudier dans l'ordre naturel en allant du simple au compliqué.

1° *Aseptie du canal.* — Deux cas se présentent, suivant que la dent est ou non cariée. Si la dent est cariée, rien de plus simple alors que d'ouvrir largement le canal et d'en enlever la pulpe réduite à un putrilage gangréné, d'odeur infecte ; après quoi la cavité pulpaire est remplie de mèches de coton imbibé de créosote et qu'on renouvellera plusieurs jours de suite. — Si la dent n'est pas cariée, avec un foret, on pratiquera dans la couronne de la dent un canal venant aboutir à la cavité pulpaire, après quoi on agira comme dans le cas précédent.

Pour que ce procédé réussisse, quelle est la condition à remplir ? On comprend que pour cela il faut avoir affaire à des cas relativement simples : ceux dans lesquels le foyer d'infection qui siège dans la pulpe et dans le sommet de la racine, n'a pour ainsi dire pas d'étendue, et peut être atteint, aseptisé et tari par le canal de la racine. Il faut pour ainsi dire que le canal de la dent et le trajet de la fistule forment une ligne ininterrompue. Il est bien entendu que l'antisepsie du canal ou des canaux, qui devra être faite avec le plus grand soin et souvent répétée, ne sera jamais exclusive d'un autre traitement conservateur, quoiqu'elle puisse être dans quelques cas parfaitement suffisante. (Observation V).

2° Nous ne parlerons pas comme procédé appliqué à la guérison des fistules du procédé de Chassaignac qui consiste à substituer à une fistule cutanée une fistule muqueuse. Nous croyons que si, à une époque lointaine, un semblable procédé a pu paraître utile ou efficace, depuis les progrès faits en chirurgie dentaire, il n'en saurait plus être question : il ne faut pas encombrer indéfiniment la chirurgie de procédés opératoires qui n'ont plus leur raison d'être.

Nous ne parlerons pas davantage du drainage des dents dont le but est de substituer à l'écoulement externe se faisant par une fistule muqueuse ou cutanée un écoulement supplémentaire par le canal de la dent, écoulement se faisant cette fois-ci dans la bouche. Nous croyons que ce procédé est plus théorique que pratique, qu'il ne peut donner que des résultats très insuffisants, et qu'il doit être mis de côté au même titre que le précédent.

Nous pouvons donc maintenant étudier une deuxième méthode conservatrice, celle-ci réelle, efficace, applicable dans nombre de cas, donnant des résultats pleine-

ment satisfaisants : nous voulons parler du procédé de
la trépanation directe de l'alvéole au niveau du sommet
de la racine, avec destruction du foyer infectieux qui y
a son siège, et même d'une partie du sommet de la
racine. Il va sans dire que ce procédé est surtout applicable aux dents à une racine, et tout particulièrement
aux incisives supérieures ou inférieures.

En réalité, le procédé de la trépanation, si l'on veut
le considérer au point de vue théorique, ne diffère pas
du procédé de Chassaignac ; c'est la substitution d'une
fistule courte, directe à une fistule à long trajet plus ou
moins irrégulier, avec cette différence que ce trajet
artificiel devient lui-même une voie d'intervention et de
guérison complète des accidents.

Cette trépanation de l'alvéole qui a été particulièrement préconisée par Martin (de Lyon), qui a même, à
cet effet, décrit un trépan spécial (1) peut se faire sans
difficulté avec les instruments dont on dispose dans la
pratique courante, forets et fraises mus par le tour dentaire. Quel que soit l'instrument qu'on emploie, il s'agit
de pénétrer par la voie la plus courte et la plus rapide
au sommet de la racine de la dent malade, d'ouvrir largement le foyer aux agents antiseptiques et d'en opérer,

---

(1) M. Martin se sert pour pratiquer cette opération
d'une couronne de trépan de 4 à 5 millimètres de diamètre,
assez large pour contenir dans sa cavité toute la portion
osseuse qui doit être réséquée. Au centre du trépan existe
un foret, lequel dépasse de 1 millimètre le bord du trépan,
qui se fixe sur la partie à réséquer afin de n'avoir aucune
déviation, aucun glissement. A l'aide de ce trépan adapté à
un tour qui a une moyenne de 8.000 tours à la minute, la
durée de l'opération excède à peine celui de l'extraction
lente d'une dent faite avec le davier (15 à 20 secondes).
(TELLIER. *Traitement des fistules dentaires.* Th. Paris, 1892,
p. 77.)

pour ainsi dire la destruction sur place. Cette destruction du foyer comprend la destruction par abrasion, usure de la partie de l'apex atteinte par l'infection.

Sur les dents à une racine, la difficulté est beaucoup moins grande qu'on ne le croirait, et le résultat désiré est obtenu souvent avec la plus grande rapidité. Il va sans dire que, pour des raisons anatomiques, ce procédé est rarement applicable aux accidents ayant pour origine des molaires dont les racines seraient plus difficilement atteintes.

3° Les deux procédés que nous venons d'étudier sont relativement simples, quoique à des degrés différents. Il n'en est plus de même d'un troisième procédé opératoire ayant également pour but la conservation de la dent : nous voulons parler de *la réimplantation après extraction de l'organe, de la greffe dite par substitution.*

Le manuel opératoire comprend trois temps :

1° Extraction de la dent ;

2° Préparation de celle-ci ;

3° Remise en place.

1. Extraction de la dent. — Elle sera faite avec un grand soin pour éviter toute lésion de la dent, de la gencive ou de l'alvéole.

2. Préparation de la dent. — L'extrémité de la racine dont le ligament est détruit sera réséqué, jusqu'au point de destruction, soit avec une pince coupante, soit avec une scie. Les canaux seront nettoyés, obturés à leur extrémité radiculaire avec un peu d'amalgame d'étain par exemple. La couronne sera nettoyée et obturée.

3. Remise en place. — L'alvéole étant bien vidé de ses caillots. la dent y est simplement replacée.

On fera durant cette petite opération toute l'antisepsie

possible; le davier sera bien aseptisé, la dent tenue durant sa préparation dans une compresse mouillée sera plongée entre temps dans une solution de sublimé. L'alvéole sera lavé avec la même solution.

La dent une fois remise en place, il importe de l'y maintenir. Au maxillaire inférieur, nous sommes d'avis de ne rien faire ; au maxillaire supérieur, la dent sera fixée par un bandage avec des fils en 8 de chiffre, avec une lamelle de godiva, d'étain ou avec des appareils en vulcanite. Au bout de 15 jours environ, la dent est solide. La fistule qui les premiers jours avait persisté, se sèche peu à peu et se ferme définitivement vers le 10ᵉ jour. Durant ce temps, il ne faut pas oublier les soins antiseptiques : lavages fréquents de la bouche, injections de sublimé par la fistule, pansement.

Théoriquement, ce procédé ne diffère pas des deux autres, puisqu'il a pour but comme ces derniers d'atteintre et de détruire le foyer et les éléments d'infection qui entretiennent des accidents. S'il est d'une application qui paraît plus compliquée et plus difficile, il permet peut-être d'atteindre le but d'une façon plus certaine et définitive. Il est d'ailleurs applicable encore alors que les procédés précédents auraient pu échouer ou donner un résultat insuffisant. Par la greffe, par l'extraction, en effet, il est possible d'atteindre plus rapidement et plus complètement le foyer d'infection, de le désinfecter et, la dent enlevée, par la destruction partielle du sommet de la racine infectée, de supprimer d'un coup la cause la plus certaine des accidents.

Ajoutons qu'il est possible, en dehors de la bouche, avant la réimplantation, de nettoyer à fond le canal de la dent, d'obturer à la fois la carie, le canal et l'extré-mité de la racine et de remettre en place l'organe par-

faitement désinfecté. Comme la réimplantation a pu
être précédée d'autre part de lavages antiseptiques de
l'alvéole, d'injections antiseptiques à travers le trajet
fistuleux, injections même pouvant traverser l'alvéole,
on comprend que, la dent remise en place dans ces conditions, tous les accidents puissent disparaître du coup,
et c'est d'ailleurs ce qui se produit le plus souvent dans
la pratique.

Si, dans quelques cas, la guérison n'est pas immé-
diate, il sera quelquefois nécessaire de continuer par le
trajet fistuleux persistant des injections, des lavages
antiseptiques qui achèveront la guérison. Dans ces guérisons tardives, il sera toutefois nécessaire de s'assurer
qu'il n'y a point de fragments osseux nécrosés, d'esquil-
les qui entretiendraient la suppuration pour leur compte,
et il faudra toujours penser à cet accident possible si
l'on voit après l'emploi des procédés que nous venons
d'étudier, persister par le trajet fistuleux une suppuration toujours abondante : elle est le signe presque certain d'une nécrose partielle. Dans ces cas alors, il ne
sera pas même nécessaire d'enlever la dent qui n'est
plus pour rien dans la suppuration, mais d'attendre
patiemment que la partie nécrosée de l'alvéole ou de
l'os soit mobile pour l'extraire par l'ouverture extérieure
ou dans un point plus rapproché par une ouverture artificielle.

Nous avons étudié les procédés conservateurs qui
ont été préconisés, procédés qui ont leur utilité et leur
emploi, et qui donnent les résultats les plus satisfaisants lorsqu'il s'agit de la conservation d'une dent de
la partie antérieure de la mâchoire chez des sujets qui
peuvent être jeunes, et auxquels importe grandement
la conservation d'une dent.

Nous avons donné sans grands détails le manuel opératoire de toutes ces interventions, manuel qu'on peut trouver dans les livres classiques et dans de nombreux traités particuliers ; nous avons surtout voulu en montrer l'utilité pratique et le fondement théorique.

— Nous n'avons pas étudié à proprement dire à coté des procédés conservateurs de la dent le procédé radical par excellence qui consiste dans *l'extraction*. Nous ne discuterons pas ici les cas où l'extraction est indiquée ; disons seulement qu'on tirera cette indication de l'état de carie de la dent, de sa situation, de ses antagonistes, du degré de propreté de la bouche, et fort souvent aussi de la position sociale du malade.

Sans qu'il soit nécessaire d'insister, on comprend comment l'extraction, en supprimant immédiatement et d'un seul coup la cause des accidents, en amène la cessation.

Si l'on s'explique cependant la guérison, la rapidité avec laquelle celle-ci se produit, même dans les cas les plus anciens et les plus invétérés de fistules, — nous voulons surtout parler ici des fistules cutanées uniques ou multiples — n'en est pas moins remarquable et vraiment digne de fixer l'attention.

Ces guérisons rapides qui se produisent seulement s'il y a absence de nécrose osseuse n'en sont pas moins difficiles à expliquer, car on ne comprend pas qu'un trajet fistuleux existant depuis si longtemps à travers les tissus osseux et les parties molles, ne constitue pas à lui seul un foyer d'infection qui maintienne la fistule au moins pendant un certain temps. Il démontre en tout cas que ce trajet fistuleux est bien uniquement entretenu par le foyer infectieux qui a son siège précisé-

ment au sommet de la racine et peut-être sa source
même dans le sommet altéré et le tissu de la dent.

La fréquence de la guérison, la rareté des accidents
de nécrose osseuse dans ces cas semblent faire croire
que le tissu de la dent, que le canal de la dent lui-même
livrent difficilement passage aux éléments infectieux
spéciaux susceptibles d'amener la nécrose osseuse,
même chez des sujets prédisposés. On pourrait même se
demander, lorsque ces accidents de nécrose se produisent, s'ils ne sont pas consécutifs à l'ouverture fistuleuse
externe, l'infection particulière se faisant par cette voie
nouvelle. Le plus souvent d'ailleurs, il semble que ce
n'est point par l'infection pulpaire primitive, mais à la
suite d'infection se faisant largement entre la gencive
et la dent, dans les cas d'ostéo-périostite alvéolo-dentaire que ces nécroses osseuses se produisent.

Ne serait-ce point par ce mécanisme que se produirait
le plus souvent cette nécrose si particulière qu'on
appelle la nécrose phosphorée ? Il est remarquable
d'ailleurs que les nécroses, suite d'infection dentaire,
s'observent particulièrement dans le cas où la pulpe
même étant primitivement atteinte, les abcès produits,
au sommet de la racine ont amené le décollement de la
gencive, la destruction de l'alvéole, se sont créés une
issue dans la bouche autour du collet de la dent, par de
larges décollements qui sont devenus eux-mêmes une
voie nouvelle ouverte à de nouvelles infections susceptibles d'amener les plus graves désordres. Ce n'est point
d'ailleurs ici le lieu de pousser à bout ces considérations
qui nous éloigneraient de notre sujet.

Il est des cas particuliers où l'abcès extérieur qui s'est
formé à la suite des périostites abcédées du sommet des
racines s'étant ouvert plusieurs déjà s'est plusieurs

fois refermé et reformé ; si la dent est extraite au moment où l'abcès ne s'est pas ouvert encore extérieurement, il ne faudrait point être étonné de voir l'abcès persister dans son volume primitif et exister alors d'une façon qui paraît indépendante de la dent extraite. C'est dans ce cas qu'il pourrait être permis, avec un peu d'inexpérience il est vrai, de prendre ces abcès pour des abcès froids indépendants du système dentaire ayant simplement une origine soit osseuse, soit ganglionnaire. Mais ce sont des abcès qui ont simplement persisté parce que la communication avec le sommet de la dent est tellement étroite qu'il ne peut réellement pas se vider par le fond de l'alvéole et la cavité buccale, et qu'ils doivent nécessairement être ouverts extérieurement.

L'ouverture extérieure une fois pratiquée et l'antisepsie pratiquée convenablement, ils guérissent avec une grande rapidité, la cause infectieuse, c'est-à-dire la dent qui les entretenait étant supprimée.

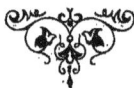

OBSERVATIONS

———◇———

OBSERVATION I.

(Inédite. Communiquée par M. le Dr X...).— Carie de la première grosse molaire supérieure droite. — Ostéo· périostite. — Abcès puis fistule gingivale. — Nouvel abcès et ouverture restant fistuleuse au niveau du bord inférieur de l'orbite. — Extraction de la dent. — Guérison.

Louise R..., modiste à Paris, a une bonne constitution et jouit d'une bonne santé habituelle.

Au mois de juin 1874, elle fut prise d'un violent mal de dents, suivi à un court intervalle de la formation d'un abcès siégeant sur la gencive, à la face externe de la mâchoire supérieure, dans un point peu éloigné de la première grosse molaire droite. Cet abcès ouvert avec le bistouri donna issue à une cuillerée de pus ; l'état inflammatoire s'amenda peu à peu et les douleurs cessèrent ; un peu d'empâtement, une légère augmentation de volume, une sensation anormale de chaleur sur la joue persistèrent seules ; mais l'ouverture de l'abcès livra passage pendant une vingtaine de jours à un suintement sanieux et fétide ; quelques injections astringentes faites avec soin en déterminèrent bientôt l'occlusion. Celle-ci était effectuée depuis une huitaine de jours lorsque toute la joue droite fut envahie par un vaste phlegmon à marche rapide, bientôt converti en abcès qui

s'ouvrit spontanément au dehors sous l'influence des émol-
lients, à 1 centimètre 1/2 environ au-dessous de l'arcade orbitaire et laissa s'écouler une assez grande quantité de pus.
Le gonflement de la joue disparût rapidement ainsi que la
douleur, mais l'ouverture de l'abcès persista, laissant écouler de temps en temps quelques gouttelettes de pus plus
abondantes lorsqu'on pressait la joue de bas en haut ; de
plus, tous les 15 ou 20 jours survenait une légère poussée
inflammatoire sous forme de fluxion presque indolente qui
ne durait guère plus de 30 à 40 heures. Mlle R... resta
dans cette situation jusqu'au mois de septembre, époque à
laquelle elle se décida à consulter un chirurgien distingué
des hôpitaux.

Celui-ci fit une ouverture au fond du vestibule de la
bouche, au niveau de la deuxième grosse molaire, sur la
même ligne verticale que l'orifice externe, et plaça un tube
à drainage passant à travers les deux orifices et dont les
deux extrémités furent réunies au dehors. Ce chirurgien
recommanda en même temps de faire tous les jours, par le
tube en caoutchouc, une injection avec de la teinture d'iode
diluée. Ce traitement fut pratiqué jusqu'au mois d'avril 1875,
sans amener une amélioration sensible dans l'état de la
malade : l'orifice cutané ne se fermait pas et restait toujours
humide ; mais, à ce niveau, la peau se déprimait chaque
jour et devenait adhérente à l'os. Par l'orifice muqueux,
s'effectuait un suintement sanieux d'une odeur et d'un goût
désagréables. Au mois de mai 1875, Mlle R..., se confia aux
soins d'un nouveau médecin ; celui-ci croyant sa jeune
cliente sous l'influence de la scrofule en pensant sans doute
à une fistule entretenue par une carie d'origine scrofuleuse,
institua un traitement général : huile de foie de morue, fer,
quinquina ; il conseilla même fortement le séjour à la cam-
pagne.

Au mois d'août, Mlle R... partit pour le Havre où elle fit un
séjour de quatre mois. Pendant tout ce temps l'état de la joue
ne subit aucun changement ; de temps en temps survenait

une fluxion avec les caractères que nous avons déjà vus plus haut ; les deux orifices fistuleux persistaient, entretenus toujours par un suintement sanieux. Le traitement interne inauguré depuis cinq mois ayant complètement échoué, Mlle R.., revenue à Paris, recommença les injections astringentes par la fistule cutanée. Celle-ci se ferma enfin complètement et assez rapidement.

Le 22 janvier dernier, la malade nous est présentée.

Voici ce qu'il nous est permis de constater :

La mâchoire inférieure présente presque toutes les dents en mauvais état, cariées, réduites à leurs racines ou à quelques fragments de couronne ; toutefois aucun phénomène de douleur ; gencives et parties voisines saines. La mâchoire supérieure du côté gauche, offre deux dents cariées, occasionnant de temps en temps des douleurs passagères et peu intenses ; du côté droit manquent la deuxième prémolaire et la deuxième grosse molaire. La première grosse molaire isolée présente une coloration noirâtre, et est atteinte de carie pénétrante avec destruction de la pulpe; elle est indolente. Au-dessus d'elle. la muqueuse gingivale est épaissie, et près du sillon gingivo-labial existe une ouverture béante, large comme une plume d'oie ; un stylet introduit par cette ouverture, conduit sur le maxillaire supérieur sur lequel on peut constater des rugosités ; le point sur lequel on arrive et qui forme évidemment partie de la paroi du sinus maxillaire, offre peu de résistance. En palpant la région malade avec le doigt, on sent comme un cordon dur, fibreux, partant de la muqueuse gingivale, qui recouvre la première grosse molaire, et remontant verticalement dans la direction du stylet jusqu'au point où existait la fistule cutanée.

La santé générale de la malade paraît bonne ; nulle trace de scrofule, pas d'engorgement ganglionnaire : il n'y a pas d'hésitation possible, nous nous trouvons en face d'une affection locale qui a son origine dans le système dentaire. Tous les accidents ont eu pour point de départ la carie de

la première grosse molaire supérieure atteinte consécutive··
ment de périostite chronique du sommet, celle-ci amenant à
son tour une véritable ostéite du maxillaire supérieur et
l'entretenant indéfiniment. La carie actuelle de la dent, sa
coloration spéciale, la série des phénomènes observés nous
confirment dans notre diagnostic ; nous n'hésitons même pas
à annoncer avant l'extraction de la dent devenue inévitable
l'altération spéciale de ses racines

L'extraction, qui est désormais le seul traitement efficace
et définitif, est bientôt pratiquée, et voici, en effet, ce que
nous constatons : Les trois racines de la dent sont rugueuses,
surtout au sommet ; elles emportent avec elles des lambeaux
de périoste hypertrophié ; le cément forme par places de
petites exostoses sur les racines : on trouve, en un mot, les
altérations de la périostite alvéolo-dentaire de longue durée.

La jeune malade revue par nous quelque temps après
l'extraction de la dent, peut être considérée comme guérie ;
la fistule muqueuse gingivale s'est refermée, il n'y a plus de
suintement ; l'empâtement de la face a disparu, il n'y a plus
qu'une cicatrice déprimée, profondément adhérente à l'os, à
un centimètre environ au-dessous du rebord orbitaire et qui
paraît malheureusement indélébile.

Réflexions.—Nous n'insisterons pas sur la carie dentaire, cause
de la périostite alvéolaire, et en dernière analyse de l'ostéite
du maxillaire et de la fistule : Cela ressort suffisamment de
l'observation. Ce qui frappe tout d'abord, c'est le siège élevé
de la fistule situé presque immédiatement au-dessous du
rebord orbitaire. Outre que les fistules cutanées sont rares
pour la mâchoire supérieure, elles siègent habituellement
moins haut, à l'union de la lèvre et de la joue. On voit, en
outre, qu'un abcès suivi de fistule se forma d'abord au niveau
de la gencive, — que ce n'est que lorsque la fistule gingivale
fut refermée, qu'un nouvel abcès se forma à la joue, et fut,
cette fois, ouvert du côté de la peau.

On remarquera même avec quelle rapidité et quelle vio-

lence se forma ce second abcès, arrivant immédiatement
après la disparition de la fistule gingivale.

Le trajet fistuleux a suivi la paroi antérieure du sinus
maxillaire sans le pénétrer un seul instant, et l'on pouvait
suivre avec le doigt le cordon dur qu'il formait sous la peau.

Mais ce qui ressort le plus complètement de cette observation, et ce que nous voulons surtout mettre en lumière, c'est
l'absence complète de diagnostic; c'est, par suite, la fausse
direction constamment donnée au traitement, cause de tous
les accidents et de la longue durée de l'affection, amenant,
en dernier lieu, une cicatrice difforme et indélébile.

Le diagnostic fait, et la dent enlevée alors qu'un premier
abcès s'était formé sur la gencive, tous les accidents qui
suivirent étaient conjurés, la source du pus étant tarie; si
même, alors que le second abcès s'était formé et ouvert à la
joue, on en eût reconnu la cause, on eût pu éviter une
cicatrice difforme, et, en tous cas, la persistance de la fistule.
Ajoutons qu'on s'était, en outre, exposé à une destruction
de la paroi du sinus, qui, comme nous le voyons, était
amincie. Nous savons que le médecin songea à une affection
générale. Pouvait-on penser à une fistule du sinus? Mais
rien ne sortait par les fosses nasales, et le stylet n'indiquait
pas une cavité; à une périostite? à un abcès froid?

En l'absence de renseignements, il est difficile de répon-
dre, mais la conclusion se fera d'elle-même; la seule que
nous voulions tirer, est que les affections d'origine dentaire
sont souvent méconnues, même lorsque leur diagnostic
paraît devoir s'imposer. L'on ne peut trouver que dans la
rareté relative des fistules cicatrisées, venant des dents de
la mâchoire supérieure, dans le siège anormal de la fistule,
une explication de l'erreur commise.

L'observation qui suit nous en montrera, d'ailleurs, un
nouvel exemple.

Observation II

*(Inédite. Due à l'obligeance de M. le D*r* Cruet). Carie de la deuxième prémolaire droite. — Fluxion. — Persistance d'un noyau induré, qui, ouvert artificiellement, donne naissance à une fistule. — Extraction de la dent. — Guérison].*

Mademoiselle X..., âgée de 11 ans, a eu des convulsions vers l'âge de 8 à 9 mois, et, à la fin de la première dentition; — elle présente un sillon érosif marqué sur les incisives supérieures et inférieures à une certaine hauteur, moins haut sur les autres dents.

Mademoiselle X.... a commencé à souffrir de la deuxième prémolaire inférieure gauche, sortie prématurément, il y a un an environ; la dent de lait qui l'avait précédée, avait été arrachée depuis longtemps pour carie; d'autres dents de lait douloureuses avaient, d'ailleurs, déjà été enlevées, sauf la deuxième prémolaire qui persistait du même côté.

Quelques mois après la sortie de la deuxième prémolaire permanente, une fluxion assez intense se produisit au niveau du bord inférieur du maxillaire inférieur, à gauche; ce gonflement s'accompagna d'un état de constriction des mâchoires qui persista une dizaine de jours, assez prononcé, pour que, pendant cette période, la mastication fût complètement impossible, et que les aliments ne fussent introduits dans la bouche qu'avec la plus grande difficulté.

Les mouvements de la mâchoire revinrent peu à peu, et la petite malade put manger. A la suite de ces faits, le gonflement signalé, qui était assez considérable, diminua sans disparaître complètement; il en resta un noyau induré qui parut adhérent au bord inférieur du maxillaire, un peu aplati, de la grosseur d'une noisette environ; ce noyau

persista malgré les pommades résolutives, teinture d'iode....,
etc., conseillées par le médecin de la famille, qui, du reste,
ne portait nullement son attention sur le système dentaire.

Pendant ce temps, la dent qui, comme nous le verrons,
était l'origine de tous ces accidents, faisait modérément
souffrir la jeune malade qui ne s'en plaignait guère.

Au mois de janvier, dans le but de détruire le noyau persistant fixé au bord du maxillaire, le chirurgien qui donnait
des soins à Mlle X... fit, à l'aide d'une aiguille, un trajet
dans lequel il passa un fil à séton ; le fil resta pendant quinze
jours en place, en provoquant une légère suppuration ;
au bout de ce temps, le fil étant enlevé, il resta un trajet et
deux orifices ; l'un d'eux se ferma bientôt, l'autre persista,
donnant issue à du pus, et s'entourant peu à peu sur ses
bords de bourgeons charnus ; ceux-ci furent cautérisés plusieurs fois avec le crayon au nitrate d'argent ; des injections
de teinture d'iode diluée furent faites à plusieurs reprises
dans le trajet fistuleux ; ce trajet fut même dilaté à l'aide du
laminaria fusca. Fait remarquable et qui eût dû mettre sur la
voie du diagnostic, une des injections de teinture d'iode faite
par la fistule cutanée se répandit dans la bouche et colora
la muqueuse buccale ; un orifice imaginaire fut cherché
dans la bouche par le médecin qui ne trouva rien. Enfin,
en face d'un mal toujours persistant et même aggravé, le
médecin de la famille provoqua une consultation d'un chirurgien expérimenté. Après examen attentif, celui-ci, sur
l'observation de la mère qui indiqua une dent cariée, pensa
qu'il pouvait s'agir d'une fistule dentaire et nous l'adressa.
La jeune fille, examinée avec soin le 24 mars, se présente
dans l'état suivant :

Au-dessous du maxillaire inférieur, du côté gauche, à
2 centimètres en arrière du bord inférieur, à égale distance
de l'angle de la mâchoire et de la symphyse, existe un orifice
légèrement déprimé, fermé en partie par de petites croûtes,
et par lequel se fait facilement sourdre une petite gouttelette de pus ; tout autour de l'orifice, la peau est d'ailleurs

normale, il n'y a qu'un léger gonflement sans induration : la peau ne paraît pas adhérente au maxillaire ; cependant, si en pressant on arrive jusqu'à l'os, on constate que le bord en est épaissi, et cet épaississement paraît tenir au gonflement du périoste ; il y a absence complète de douleurs spontanées, à peine un peu de douleur à la pression ; au voisinage, nul engorgement ganglionnaire.— Le côté opposé est absolument sain.

Si l'on examine la cavité buccale, on ne tarde pas à voir que la seconde prémolaire inférieure permanente présente, au niveau de l'interstice avec la première prémolaire de lait persistante, une carie pénétrante non douloureuse : avec une sonde à bout effilé, on pénètre à une grande distance dans le canal dentaire, évidemment agrandi ; on remarque en outre immédiatement que la dent est située presque sur une même ligne verticale avec l'orifice externe signalé. Le diagnostic, dès lors, pour nous n'est plus douteux : on est en présence d'une fistule consécutive à une carie dentaire, ainsi que cela s'observe assez fréquemment.

L'extraction de la dent cariée est immédiatement indiquée comme unique moyen de traitement ; ici en effet la carie offre peu de chance de guérison et il y a peu d'inconvénient à enlever une dent chez un enfant de 12 ans, puisque les dents voisines peuvent se rapprocher. La première prémolaire de lait persistante est d'abord enlevée pour faciliter l'extraction de la dent malade. Celle-ci est arrachée le lendemain seulement sans difficulté ; son examen au dehors de la cavité buccale présente un certain intérêt : à la partie antérieure de la couronne se voit la carie pénétrante, carie au fond de laquelle on aperçoit le canal dentaire plus large qu'à l'état normal ; le sommet de la racine est détruit dans une étendue de 4 ou 5 millimètres ; mais le canal radiculaire présente des dimensions considérables, de sorte que la dent est réduite à une véritable coque osseuse ; on ne peut attribuer ce fait qu'à un travail lent de résorption de la racine se faisant de dedans en dehors ; il explique d'ailleurs comment une injection de teinture d'iode faite par l'orifice cutané de la fistule passa avec facilité dans la bouche.

Le 28 mars, quatre jours après l'extraction de la dent, presque tous les accidents ont disparu, l'orifice de la fistule est fermé ; à ce niveau, la peau est encore légèrement déprimée et adhérente au maxillaire ; il n'y a plus ni gonflement ni induration ; au bout de quinze jours, il faut examiner avec soin pour constater, au point où existait la fistule, une légère cicatrice non adhérente.

Réflexions. — Ici, tout est simple, excepté l'erreur commise. Il est clair qu'on a fait de toutes pièces la fistule cutanée qui ne devait se produire spontanément qu'à une époque encore assez éloignée. On ne se trouva pas tout d'abord, il est vrai, en face d'une fistule, mais en présence d'un noyau induré ; mais, pour qui a suivi la marche des fistules dentaires, ce noyau qui est formé à la fois par le gonflement de l'os, du périoste et des parties molles, précède presque toujours l'abcès qui en s'ouvrant donnera naissance à la fistule. Celle-ci siégeait à son lieu habituel ; comme dans l'observation précédente, elle reconnaissait manifestement pour cause la carie d'une dent à son origine ; ici cette origine était d'autant plus incontestable qu'une injection de teinture d'iode faite par l'orifice cutané de la fistule s'était répandue dans la bouche, et ce fait ne pouvait guère s'expliquer que par le passage de l'injection à travers l'alvéole et la dent. L'altération considérable de la racine constatée après l'avulsion de la deuxième prémolaire nous en a donné ultérieurement une preuve superflue. Comme précédemment, on peut se demander quel a pu être le diagnostic porté, soit avant, soit après la formation de la fistule, et l'on reste dans la même incertitude : ici, en effet, on ne pouvait guère songer à une périostite non dentaire, à un ganglion suppuré. Bien qu'arrivant trop tardivement, le traitement rationnel, c'est-à-dire l'arrachement de la dent, a pu donner les meilleurs résultats puisqu'il reste à peine trace de la fistule cutanée qui existait depuis près de six mois.

OBSERVATION III

(Inédite. — Communiquée par M. le Dr Cruet). Ostéo-
périostite de la dent de sagesse. — Abcès multiples
à répétition. — Fistule siégeant près de l'extrémité
interne de la clavicule. — Extraction de la dent. —
Guérison.

L'observation suivante est remarquable à plus d'un titre,
mais surtout par la multiplicité et le siège insolite des fistules.

Le début des accidents chez M. C..., âgé de 32 ans, remonte
au mois de janvier 1876. A cette époque, M. C... ayant reçu
un choc assez violent sur la face, s'aperçut d'une rétraction
assez prononcée de ses mâchoires, dont il ne manqua pas
d'attribuer la production au traumatisme. En même temps
que cette rétraction, se produisit un gonflement assez considérable dans le sillon labio-alvéolaire qui aboutit à un
abcès ouvert spontanément vers le fond de la bouche et à
gauche ; pour ainsi dire parallèlement apparut un gonflement phlegmoneux vers la partie moyenne de la portion
horizontale du maxillaire inférieur ; l'abcès qui en résulta
fut ouvert ultérieurement à l'aide du bistouri et laissa écouler
une certaine quantité de pus fétide. L'orifice cutané s'oblitéra
assez rapidement dans le courant du mois de février ; la
constriction des mâchoires qui marque le début des accidents, persistait encore assez prononcée pour permettre à
peine de passer le petit doigt entre les arcades alvéolaires.
Au mois de mars, à la suite d'un coup de froid, au dire du
malade, apparition d'un gonflement prenant toujours son
point de départ dans la même région, mais cette fois plus
étendu surtout du côté du cou, et aboutissant en trois jours
à un abcès qui fut ouvert vers la partie moyenne et latérale
du cou. A ce moment la restriction des mâchoires qui avai

été invariable, cessa spontanément et d'une manière complète.

. L'ouverture de l'abcès se referma encore rapidement au
bout de quelques jours ; quelques jours aussi furent le calme
absolu pour le malade ; mais le 9 avril, réapparition plus
violente des mêmes accidents, après un refroidissement,
avance le malade ; nouvel abcès au cou ouvert par le chirurgien, suivi d'une série d'autres abcès en chapelet s'éche-
lonnant jusqu'à l'extrémité intense de la clavicule et la
partie supérieure du sternum, et dont l'ouverture resta fistuleuse pour plusieurs d'entre eux. Au mois de mai un érysipèle
se déclara et vint compliquer encore l'état de M. C. Neuf ou-
vertures successives avaient été pratiquées par le chirurgien
pour des abcès de la région cervicale.

Le malade vient nous trouver, accompagné par son médecin,
vers le 15 juin, et nous constatons l'état suivant : La région
du cou du côté gauche présente un aspect remarquable, elle
est pour ainsi dire couverte de cicatrices ; la peau est comme
bridée et tiraillée dans toute l'étendue du cou ; elle a perdu
sa souplesse et se glisse plus que par points sur les parties
sous-jacentes. La main, promenée dans toute la région du
maxillaire à la clavicule, donne une sensation de dureté,
de brides sous-cutanées. Près de l'extrémité interne de
la clavicule existe encore un orifice fistuleux, qui donne
de temps en temps issue à un liquide purulent. Sur
la même ligne horizontale et vers la partie moyenne de la
clavicule, on voit un second orifice presque complètement
oblitéré et en tout cas ne donnant plus lieu à un écoulement ;
çà et là des cicatrices légèrement déprimées sur le cou.
Toute la portion horizontale gauche du maxillaire semble
épaissie. Si l'on examine la bouche que le malade ouvre
d'ailleurs assez facilement, on constate les faits suivants :
Dents de la mâchoire supérieure généralement bonnes ; à
la mâchoire inférieure manque la première molaire gauche. L'attention est surtout appelée du côté de la dent
de sagesse : celle-ci, d'ailleurs bien sortie, présente une carie

pénétrante, s'ouvrant sur la face triturante de la couronne ; avec l'instrument on pénètre, sans déterminer de douleurs, profondément dans le canal dentaire; la dent est seulement un peu douloureuse à la percussion. Il n'est pas douteux pour nous que la série des accidents éprouvés par M. C. se rattache ici à la périostite chronique du sommet d'une ou de deux racines de la dent, ici consécutive à la carie. Cette conclusion ne paraîtra pas téméraire si l'on se rappelle l'origine des accidents se faisant autour de cette dent de sagesse pour ainsi dire ; si ces accidents paraissent à un moment donné éloignés du point de départ, il n'est pas difficile d'en suivre la marche qui explique comment une fistule siégeant près du sternum a pour origine la dent de sagesse.

L'extraction apparaît comme le seul traitement rationnel et définitif ; elle est pratiquée immédiatement à l'aide de la langue de carpe, mais elle est incomplète : la racine postérieure se fracture près de la couronne et reste incluse dans l'alvéole. Son extraction tentée de nouveau en vain le jour même est renvoyée au lendemain, alors que le développement d'une périostite légère aura déterminé l'ébranlement du fragment restant. Effectivement la racine restante est extirpée le lendemain sans difficulté. L'altération des deux racines de la dent est du reste caractéristique, c'est elle tant de fois exposée à la périostite chronique du sommet. Cette altération, toutefois ici, n'a pas été aussi considérable qu'on aurait pu le supposer, mais on remarquera combien le développement des accidents a été rapide ; on n'avait pas affaire à une de ces périostites existant comme cela s'est vu depuis plusieurs années.

Le malade, qui n'a pas été revu d'ailleurs, doit être en voie de guérison sinon complètement guéri, car dans le cas contraire le malade serait certainement venu nous retrouver.

Réflexions. — Cette observation peut se passer de commentaires ; il est difficile d'en citer une plus intéressante au point de vue du siège des fistules et de la série des accidents qui les ont amenés : phlegmon, abcès multiples et successifs ; et chez notre malade, comme dans les cas précédents, le diagnostic a été longtemps méconnu. Il présentait, il faut le dire, quelques difficultés : le malade avait peu souffert de la dent et n'appelait guère l'attention de ce côté ; et ce n'est que par l'habitude fréquente que nous avons de rencontrer des accidents, de cette nature, qu'il nous a été permis de songer à l'affection dentaire.

OBSERVATION IV

Inédite. — Personnelle). — Ostéo-périostite de l'incisive médiane inférieure droite consécutive à un traumatisme. — Abcès et fistule gingivale durant quinze ans. — Fermeture de la fistule. — Nouvel abcès. — Ouverture extérieure. — Fistule datant de trois ans. — Extraction de la dent et d'une portion nécrosée du bord du maxillaire. — Guérison.

Lucie Bretoneaux, âgée de 29 ans, se présente le 16 octobre 1896 à la consultation de chirurgie de l'hôpital de la Charité. C'est une femme de constitution moyenne qui nous raconte ce qui suit :

A l'âge de 7 ans, elle fit une chute d'un premier étage ; le menton porta violemment sur le pavé, et les incisives médianes inférieures furent ébranlées. Dès ce jour, elles furent pendant quatre ans le siège de rages très-fréquentes.

A 11 ans (1878), au niveau de la racine de l'incisive médiane inférieure droite, sans que cette dent semblât malade (ainsi le raconte la malade), apparut une fistule gingivale, en même temps que les rages disparurent.

Cette fistule subsista jusqu'en 1893, soit quinze ans. Durant ce temps, l'incisive médiane inférieure gauche, devenue noire, et sans carie apparente, se casse et laisse place à un chicot. Il y a trois ans, la fistule se ferme. Environ quinze jours plus tard, rage de dent, fluxion et abcès qui s'ouvrit spontanément au niveau du bord inférieur gauche du men-

ton. Cette ouverture ne se ferma plus que par intermit-
tences durant huit, dix, quinze jours au plus. Il y a un mois
et demi, l'orifice s'étant obstrué à nouveau, poussée aiguë,
abcès de la grosseur d'une noix. Un médecin que la malade
va consulter lui ordonne des badigeonnages avec teinture de
thuya et laudanum $\bar{a}\alpha$ et des gargarismes. Il fait le diagnostic
d'ostéo-périostite du maxillaire inférieur et ordonne quelques
jours plus tard des lotions et des applications de com-
presses trempées dans une solution de sublimé à 1 °/₀₀
l'abcès s'étant ouvert et vidé. Enfin il l'envoie à l'hôpital, où
nous la voyons, pour s'y faire faire un grattage.

Cette femme présente actuellement au niveau du bord
inférieur du maxillaire inférieur, à deux centimètres de
la pointe du menton, une grosseur d'environ une fève, avec
une ouverture centrale que recouvre une petite croûte.
Celle-ci enlevée par nous, il s'écoule quelques gouttes d'un
pus sanguinolent. Un stylet très fin ne peut pénétrer ; on ne
perçoit pas de bride. La bouche est assez bien tenue. Trois molaires fortement cariées au maxillaire inférieur et à droite ; la
première grosse molaire gauche en bas a été enlevée. L'incisive médiane inférieure droite n'existe plus qu'à l'état de
chicot ; l'incisive latérale du même côté est toute noire, mais
intacte. Nous proposons à la malade l'extraction du chicot.
Elle y consent ; sans aucun effort, nous enlevons du même
coup le chicot et la dent voisine ainsi qu'un fragment de
maxillaire de la grosseur d'un dé à jouer, fortement nécrosé.
Les deux racines sont dénudées de leur ligament sur une
hauteur de quatre à cinq millimètres. Lavage de la poche.

Revu la malade huit jours après. — L'orifice externe de la
fistule est fermé. Il subsiste un peu de suppuration au niveau des dents extraites.

On ordonne à la malade des bains de bouche très chauds
avec de l'eau phéniquée.

Revu, quinze jours plus tard. — La suppuration est tarie,
la réparation marche à grands pas

Réflexions. — Cette observation est intéressante en plus'eurs endroits. D'abord c'est le traumatisme cause de périodontite à poussées aiguës répétées jusqu'au moment de la formation d'une fistule gingivale.— Ensuite c'est,aprèsquinze ans, la fermeture de la fistule et aussitôt une nouvelle poussée aiguë, un abcès s'ouvrant extérieurement et laissant subsister une fistule cutanée. Enfin, mais ceci ne rentre pas dans le cadre de notre travail, c'est à la suite d'une si longue périostite alvéolo-dentaire chronique une nécrose du bord alvéolaire du maxillaire.

OBSERVATION V

(Inédite. — Communiquée par M. le Dr Cruet). — Fistule du menton datant de 2 ans — Guérison avec conservation de la dent.

J... N..., âgé de 15 ans, amené par son frère, interne des hôpitaux, au mois de mai 1883 à la consultation, est atteint depuis deux ans d'une fistule siégeant un peu à droite de la partie médiane du menton, près de la fossette, fistule donnant lieu de temps en temps à un écoulement séro-purulent qui s'arrête quelques jours pour recommencer ensuite. Dans l'intervalle, l'orifice de la fistule qui semble tari se recouvre d'une petite croûte sèche. En l'absence de lésion du côté des dents de la mâchoire inférieure, on a pensé que la fistule n'était point d'origine dentaire. On a fait par l'orifice extérieur de la fistule quelques injections de teinture d'iode et même de liqueur de Villatte qui n'ont pas donné de résultat appréciable.

Le jeune homme est fort et bien portant. Au 1er examen, sa dentition paraît parfaite et est d'ailleurs complète ; il ne manque que les dents de sagesse qui ne sont pas encore sorties. Cependant, en regardant attentivement les incisives inférieures, il n'est pas très difficile de remarquer que l'incisive centrale droite présente un changement de coloration très appréciable : la dent est pâle, d'une couleur légèrement brunie, offrant en réalité toutes les apparences d'une dent dont la pulpe est frappée de mort. Elle n'est cependant point sensible au choc, ni allongée; il y a absence complète de manifestations douloureuses.

La gencive, en avant, au niveau de la racine, est épaissie, et en déprimant le sillon gingivo-labial avec les doigts, on perçoit vaguement le lien qui réunit le sommet de la racine au trajet fistuleux ; mais en raison du temps écoulé depuis l'origine des accidents, le gonflement, la sensibilité sont réduits à leur minimum. Le jeune homme raconte d'ailleurs qu'il y a trois ans environ, il a fait au lycée une chute sur la mâchoire inférieure et que ses dents incisives ont été fortement ébranlées. Un ou deux mois après, il est survenu du gonflement au menton, gonflement d'ailleurs peu douloureux, le tout se terminant par un petit abcès ouvert spontanément, et c'est depuis ce temps que l'écoulement se fait par l'ouverture qui ne s'est jamais complètement refermée.

Pour nous, il n'y a point de doute sur la genèse des accidents. La chute a amené par le choc un fendillement probable imperceptible de l'émail ouvrant la porte à l'envahissement des éléments infectieux qui existent toujours dans la bouche; la pulpe, frappée de mort, infectée, a donné lieu à une périostite subaiguë, puis à l'abcès resté fistuleux.

Le diagnostic se trouva d'ailleurs vérifié par le traitement qui fut ici conservateur. Il était en effet important de conserver la dent en raison de sa situation et de l'âge du sujet.

La cavité de la pulpe de l'incisive centrale droite est ouverte de haut en bas par un trajet très oblique qui, commençant presque au milieu de la couronne de la dent en avant, atteint la cavité pulpaire un peu au-dessous du collet. On peut ainsi pénétrer presque verticalement dans le canal de la dent.

Le foret retiré, un tire-nerf est introduit dans la cavité pulpaire et retire sans difficulté une pulpe réduite en putrilage gangrené d'une odeur infecte. La cavité pulpaire est remplie de mèches de coton créosoté.

Le malade est renvoyé à trois jours. Dès le premier pansement, la fistule était fermée. Par prudence, les pansements furent continués pendant dix jours, et renouvelés trois fois. La dent fut enfin obturée au bout de quinze jours environ. La guérison était dès lors assurée.

L'obturation consista à boucher la cavité pulpaire et le canal pratiqué à travers la couronne avec une pâte à l'oxychlorure, après avoir rempli la partie inférieure du canal avec des mèches créosotées.

La guérison a persisté.

Réflexions. — On voit donc que la conservation d'une dent, même ayant donné lieu à une fistule externe très ancienne, est possible avec guérison de la fistule par la simple désinfection des canaux de la dent.

Nous croyons que cette conservation sera souvent possible dans les cas analogues à celui-ci, sans recourir à des interventions plus compliquées (trépanation, réimplantation), c'est-à-dire lorsque les accidents se sont produits sur une dent non atteinte de carie pénétrante, la couronne presque intacte, qui n'a donné lieu qu'à des accidents subaigus. Les éléments infectieux qui ont pu atteindre la pulpe n'ont produit que des désordres limités paraissant avoir perdu leur redoutable nocivité par leur passage à travers les fentes de l'ivoire. En tous cas, dans des cas de guérison semblables à celui-ci, il ne semble pas qu'il se soit formé au sommet de la racine des foyers à cavité plus ou moins étendue, dont la guérison par les moyens antiseptiques soit possible par une simple intervention par le canal de la dent. Il faut supposer dans ces cas que l'abcès a suivi une marche directe, du sommet de la dent à l'extérieur et n'a pas consstitué de foyer permanent.

OBSERVATION VI

*(Inédite. — Personnelle). — Fistule de l'angle du maxil-
laire inférieur datant de quatre mois, causée par
une dent de sagesse en voie d'éruption.*

Camille Bardet, âgé de 25 ans, se présente le 15 janvier
1897, à la Clinique des maladies de la bouche de l'Hôtel-
Dieu. Il est porteur, à l'angle gauche du maxillaire inférieur, d'une grosseur du volume d'une noix, molle, fluc-
tuante dont la pression fait sourdre par deux ou trois orifices voisins les uns des autres quelques gouttelettes de
liquide purulent.

Au dessous de cette poche, la peau est décollée sur toute
l'étendue. La peau est, extérieurement, d'un rouge violacé,
couverte de petites croûtes jaunes.

Le malade, interrogé, nous raconte qu'il y a quatre mois il
a eu, sans mal de dent concomitant, un abcès gros comme
un œuf siégeant à l'angle gauche de la mâchoire, abcès qui
s'ouvrit extérieurement et dès lors ne se ferma plus qu'à de
rares intervalles.

La bouche de ce malade est très mal entrenue ; il est
atteint d'une gingivite intense.

Par le toucher, on ne perçoit pas de bride, mais le vestibule
est beaucoup plus étroit et induré du côté malade. Les deux
molaires gauches inférieures sont saines ; la dent de sagesse
qui, nous dit le malade, est en voie d'éruption depuis trois
mois, est en partie recouverte par la gencive. Elle baigne
dans le pus et est douloureuse à la percussion.

On n'hésite pas à voir là la cause de la fistule et l'extraction en est décidée. Mais, avant de la pratiquer, on con-
seille au malade de se tenir la bouche dans un grand état
de propreté : on lui prescrit en même temps des bains de
bouche antiseptiques.

Huit jours après, le malade revient. La dent de sagesse est enlevée sans grand effort. Elle possède deux racines réunies, dont l'apex est fortement dénudé de son ligament. La dent est coupée pour voir le contenu de la chambre pulpaire. Nous y trouvons un putrilage noirâtre d'odeur fétide.

Une injection de sublimé est faite par l'ouverture extérieure de la fistule. Des lavages fréquents de la bouche sont ordonnés au malade auquel on fait un petit pansement iodoformé.

Revu trois jours après, le malade a sa fistule fermée, la peau commence à adhérer aux parties sous-jacentes. Nous n'avons plus ensuite revu le malade.

Réflexions.—Nous nous trouvons ici en présence d'une fistule consécutive à ces accidents d'infection si fréquents lors des éruptions des dents de sagesse.

Ce qui est intéressant dans ce cas, c'est cette infection précédant d'un mois l'éruption hors de la gencive de la dent incriminée, infection qui s'est produite très probablement par le mécanisme que nous avons signalé. Y avait-il un pertuis? Le malade affirme que non ; nous serions assez porté à le croire, étant donné l'époque précise où il dit que sa dent apparut.

OBSERVATION VII

(Inédite.—Personnelle).Fistule consécutive à l'éruption d'une dent de sagesse. — Extraction. — Guérison.

M. Bernard, âgé de 20 ans, se présente le 21 août 1896, à la consultation dentaire de l'Hôtel-Dieu ; c'est un homme de bonne constitution.

Il y a trois ans, en octobre 1893, éruption de la dent de sagesse inférieure gauche. Vives douleurs. Incision par un dentiste de la gencive qui recouvrait cette dent ; cessation des douleurs, mais 5 ou 6 jours plus tard, chez ce malade qui ne prenait que très approximativement soin de sa bouche, fluxion vers l'angle inférieur du maxillaire. Cet abcès s'accompagna d'un état de constriction des mâchoires qui dura 15 jours environ, pendant lesquels le malade ne put absorber que des aliments liquides, lait, bouillon, etc.

Le malade, sollicité de faire enlever sa dent, s'y refusa constamment. Ouverture spontanée au dehors de cet abcès. Après cette évacuation de pus, les mouvements de la mâchoire revinrent peu à peu et 10 jours plus tard M Bernard pouvait s'alimenter comme précédemment. Mais, ainsi que le raconte le malade, l'ouverture de l'abcès ne se ferma point, et l'écoulement de pus ne se tarit pas. Un noyau induré de la grosseur d'une amande persistait au-dessous de l'orifice cutané. Sur les conseils de plusieurs pharmaciens consultés par le malade, il appliqua successivement diverses pommades dont l'effet fut négatif ; une cautérisation au nitrate d'argent resta également infructueuse. Enfin, notre jeune homme appliqua un emplâtre de Vigo percé au centre d'un orifice destiné à laisser écouler le pus. Résultat, bien entendu, négatif. Le malade cesse alors de faire quoi que ce soit à sa fistule qui, vers le mois de décembre 1894, se ferme — 5 à 6 jours après, nouvelle impossibilité pour le malade d'ouvrir la bouche. L'écartement possible des mâchoires ne dépasse pas un centimètre. Cependant, les douleurs sont plus vives. Un abcès de la grosseur d'un œuf s'étant formé, le malade va à la consultation chirurgicale de l'hôpital Cochin, entre Noël et le jour de l'An, et un jeune élève lui fait une incision suivie de tamponnement à la gaze iodoformée. Le malade se fait faire chez lui ses pansements les jours suivants. Les mouvements de la mâchoire réapparaissent peu à peu, mais la fistule persiste de façon intermittente ; le malade déclare qu'il n'y a de pus que lorsqu'il arrache la croûte. Il se décide enfin le 7 août 1896 à venir à la consultation chirurgicale de l'Hôtel-Dieu où le médecin consultant nous l'envoie.

Examen du malade. — Exactement en un point de la peau correspondante à l'angle du maxillaire inférieur existe un orifice légèrement déprimé, obturé par une petite croûte jaunâtre. Celle-ci détachée, nous voyons sourdre une gouttelette de pus. Au-dessous, dans un pourtour de un centimètre environ, la peau est décollée, mobile sur le plan sous-jacent.

Pas de bride.

La bouche, assez mal entretenue, renferme quelques dents cariées du côté droit; à gauche, les dents sont recouvertes d'une épaisse couche de tartre ayant provoqué de la gingivite. La dent de 7 ans cariée au 2e degré. La dent de sagesse présente une carie postérieure, pénétrante et infectée ; ce qui reste de la dent est bleu grisâtre. L'extraction en est résolue. Elle est pratiquée aussitôt, et sans difficultés.

La dent ôtée présente deux racines fortement recourbées et très convergentes. Toutes deux sont dénudées à leur sommet, la postérieure sur une étendue de 4 à 5 millimètres, l'antérieure de 2 à 3 seulement. Le canal de ces deux racines est largement ouvert.

Injection dans l'alvéole et dans l'orifice extérieur de solution de sublimé. — Petit pansement iodoformé.

Revu le malade 15 jours plus tard.— La fistule est complètement fermée, mais laisse une cicatrice indélébile et déprimée.

Réflexions. — Comme dans l'observation précédente, nous sommes en présence d'une fistule consécutive à l'éruption d'une dent de sagesse.

Ce qui est surtout à noter ici, c'est cette infection survenant dans cette bouche mal entretenue après l'incision de la gencive ; c'est ensuite cette poussée aiguë, accompagnée de thrysmus qui apparaît à la suite de la fermeture accidentelle de la fistule et qui fait voir quel rôle de soupape de sûreté jouent les fistules chez les malades atteints de périostite chronique.

Observation VIII

(*Inédite.—Personnelle*).*Fistule d'origine dentaire trans-
formée en fistule buccale simple.*

A la consultation dentaire de l'hôpital de la Charité, se
présente un malade venant d'un des services de médecine.
Il présente à la partie inférieure de la joue droite, à peu
près à égale distance du menton et de l'angle de la mâchoire, à 1 centimètre environ au-dessus du bord inférieur
de celle-ci, une large ouverture fistuleuse qui donne issue
à des matières muco-purulentes.

Il raconte que, il y a deux mois environ, on lui a enlevé de
ce côté une dent cariée qui avait donné lieu à un abcès ouvert extérieurement dans le point correspondant à l'ouverture fistuleuse, qu'à la suite de l'extraction, la douleur et le
gonflement avaient disparu, mais que l'ouverture extérieure
de l'abcès avait persisté et que par l'orifice, depuis deux mois,
sans que d'ailleurs il en éprouva ni grande gêne, ni douleur,
il s'écoulait un liquide et des grumeaux blancs. Le consultant est âgé de 40 ans environ. Il est maigre, pâle, et
d'ailleurs convalescent d'une pleurésie traitée à l'hôpital
dont il doit sortir dans quelques jours.

Peut-être y a-t-il un état tuberculeux.

Quoiqu'il en soit, l'examen de la bouche montre que celle-
ci est dans un état de propreté médiocre, ce qui s'explique
par l'état de santé du malade et son séjour à l'hôpital. Plusieurs dents sont cariées aux deux mâchoires, et quelques-
unes qui manquent ont été arrachées à la suite d'accidents
plus ou moins douloureux. A la mâchoire inférieure du côté
droit, on remarque l'absence des deux prémolaires. A leur
niveau, le bord alvéolaire est extrêmement déprimé, au
point de supprimer le sillon gingivo-jugal. Dans la partie
correspondante à la deuxième prémolaire, la gencive semble

encore mal cicatrisée, comme ulcérée et ramollie, recouverte d'un liquide purulent.

La première pensée qui se présente naturellement est que malgré l'affirmation du malade, la dent n'a point été arrachée en totalité, et qu'il reste une extrémité de racine qui entretient la fistule et l'écoulement.

Mais l'exploration directe à l'aide d'une sonde aiguë à travers les tissus ne fait rien découvrir de semblable : ni racine, ni fragment osseux ou esquille quelconque.

L'examen se porte alors plus particulièrement du côté du trajet fistuleux. Une sonde mousse introduite par l'ouverture extérieure arrive par un trajet direct et court presque à la surface de la gencive ulcérée et ramollie, sans d'ailleurs rencontrer de ce côté aucune partie résistante. En fait, la fistule aboutit directement dans la cavité buccale. La sonde a, d'ailleurs, fait refluer de ce côté quelques grumeaux blanchâtres qui ressemblent fort à des débris alimentaires altérés. Il devient dès lors facile, il nous semble, de reconstituer l'histoire de cette fistule :

La deuxième prémolaire (la première avait été enlevée très-longtemps auparavant) cariée avait donné lieu il y a deux mois à un abcès ouvert à l'extérieur. A ce moment, la dent avait été extraite. Mais l'extraction avait dû s'accompagner de destruction de l'alvéole sur une grande hauteur, au point de laisser béante du côté de la bouche l'ouverture de la fistule primitivement en rapport avec la racine de la dent malade. Le sang d'abord, la salive, les liquides buccaux purent s'introduire dans le trajet fistuleux et continuer de s'écouler malgré l'absence de dent, et la cicatrisation des tissus voisins.

La fistule d'origine dentaire se transforma peu à peu en fistule buccale simple donnant issue à de la salive, et même à des débris alimentaires. Il est supposable même, à constater l'état actuel, que le trajet se dilata et s'agrandit peu à peu.

Le traitement, très-simple, consista, après avoir fait une

injection de sublimé à travers la fistule pour la débarrasser
des impuretés, à faire sur toute son étendue une cautérisation au thermo-cautère suivie de lavages antiseptiques ré-
pétés dans la bouche préalablement nettoyée.

Cette petite opération, faite le samedi, fut renouvelée une
deuxième fois le samedi suivant. Le troisième samedi, tout
était terminé. Le trajet complètement fermé des deux côtés,
et la gencive revenue en état parfait de cicatrisation.

Réflexions. — Cette observation nous semble très-intéres-
sante, car ainsi que nous le faisait remarquer M. le Dr Cruet,
on ne pouvait comparer le mécanisme de cette fistule très-
particulière qu'à celui de certaines fistules anales qui ne
subsistent que par le passage des matières infectées repré-
sentées ici par la salive et par les aliments en voie de dé-
composition.

OBSERVATION IX

(Inédite. Due à l'obligeance de M. le Dr Campenon).
  *Carie de la première grosse molaire supérieure
  gauche. — Abcès et fistules multiples. — Opération.
  — Guérison.*

Au mois de janvier 1895, je fus appelé à voir Mme X...
pour une affection suppurante de la face.

Tout le côté gauche de la figure est le siège d'un gonflement diffus de teinte angioleucitique, s'étendant de l'orifice
palpébral à deux travers de doigt au-dessus de la branche
horizontale du maxillaire inférieur, et du sillon nasal au
conduit auditif externe.

Sur ce fond uniformément rouge et tuméfié, se détachent
une dizaine d'orifices, les uns simplement fistuleux, les
autres de la dimension de un centimètre environ.

Qu'ils soient très petits ou plus larges, tous ont le même
aspect sanieux, à bords décollés, violacés. Par la pression,

on fait sourdre quelques gouttes d'un pus séreux. Tous, d'ailleurs, ont eu même origine : un abcès s'est développé, il a été incisé ou s'est ouvert spontanément, puis est resté fistuleux ou cratériforme.

De ces orifices, quatre méritent une mention de siège : En allant de haut en bas, nous rencontrons les deux premiers à la hauteur de la paupière inférieure, l'un répond à la partie moyenne de cette paupière, l'autre, plus externe, siège immédiatement en dehors de l'arcade orbitaire, sur l'axe prolongé de la fente palpébrale (c'est le dernier paru). Le premier abcès s'est développé vers le milieu de la joue ; son orifice actuel est absolument fistuleux. Quant au plus inférieur, il affleure le bord inférieur du maxillaire inférieur. Nous n'avons pas relevé le siège des autres orifices : ils sont disséminés çà et là sur la joue.

Les téguments sont durs, épais, comme lardacés, peu douloureux à la pression.

La constriction des mâchoires est absolue, les incisives s'écartent à peine de quelques millimètres. Les sillons gingivo-buccaux, ou, pour mieux dire, le vestibule latéral de la bouche n'existe pas, tant les téguments de la joue sont plaqués contre les dents, et l'examen digital de la face interne de la joue est, par suite, à peu près impossible, et ne donne aucun renseignement.

L'exploration au stylet des divers orifices montre que la plupart communiquent entre eux. Nulle part, on ne peut l'enfoncer directement vers le maxillaire. On se dirige bien vers lui par l'orifice central, mais sans l'atteindre nettement.

Le début de l'affection remonte à dix-huit mois. A ce moment, Mme X... a souffert des dents (mais elle ne sait pas si c'est en haut ou en bas) ; un abcès s'est formé lentement, au milieu de la joue. Il a été incisé (« un tout petit trou a été fait ») mais ne s'est jamais fermé. Peu à peu et successivement, s'est développé l'état actuel : il y aurait eu dix-sept abcès successifs. Rien, soit dans l'état de santé actuel de Mme X..., soit dans son passé, soit même dans ses antécédents héréditaires, n'éveille l'idée de tuberculose, ni ne justifie l'évolution bizarre que nous venons de signaler. Notre diagnostic est : Abcès d'origine dentaire, probablement maxillaire supérieur, avec foyers multiples ; trajets rameux, provoqués par la persistance de la dent malade et la série des topiques divers qui ont été employés.

Nous conseillons une opération, et quelques jours plus tard, Mme X... entrait dans notre service, à l'hôpital Broussais. La malade, chloroformée, nous explorons de nouveau les divers trajets, et après quelques tâtonnements, on parvient à sentir à nu un point du bord du maxillaire supérieur. Le diagnostic était confirmé. Les cratères, les trajets divers sont, les uns incisés, les autres grattés à la curette. Quant à la dent, cause de tout le mal (première grosse molaire) et au bord alvéolaire dénudé, on ne peut les atteindre qu'en fendant la commissure labiale, qui, d'ailleurs, est réparée de suite.

Cette première séance ne suffit pas, et un mois après, une deuxième opération fut nécessaire : d'une part, au cours des curetages, le canal de sténon avait été lésé, et une fistule salivaire s'était établie ; d'autre part, les fistules orbitaires et palpébrales persistaient. Leur exploration conduisait dans un clapier siégeant sous l'os malaire. Dans la même séance, nous réparons le canal de sténon par notre procédé ordinaire, et nous faisons la résection complète de l'os malaire, ce qui nous permet d'atteindre un prolongement temporal en voie d'évolution.

Dès lors, la guérison fut rapide, et, un mois après, la malade quittait l'hôpital.

Nous l'avons revue depuis à plusieurs reprises : les téguments ont repris leur teinte normale, les cicatrices sont blanchâtres, mais non déprimées, les tissus ont récupéré en grande partie leur souplesse, la constriction, grâce à une gymnastique quotidienne commencée aussitôt l'opération, et continuée depuis, a presque entièrement disparu.

OBSERVATION X

Publiée par H. Starck, assistant volontaire à la clini-
que chirurgicale du professeur Czerny. — (Bei-
trage zur Klin. Chir. XVI, p. 82).

H... O..., garçon de 18 ans. Dans la famille pas de
tuberculose. Le malade avait toujours été bien portant
auparavant. Sa maladie commença il y a trois mois, par un
mal de dent violent du côté gauche ; après quelque temps, il
remarqua sur la branche gauche du maxillaire une tumeur
qui s'accroissait lentement. Au bout de deux mois, il
consulta un médecin qui l'envoya à la Clinique.

C'est un garçon d'une forte stature, un peu pâle, qui a sous
l'angle gauche une tuméfaction grosse comme le poing,
irrégulière, en partie molle et élastique, en partie dure, qui
est mobile sur les parties sous-jacentes et pas sensible à la
pression. La peau qui la recouvre n'est pas adhérente, ni
changée de couleur.

Dans la fosse sus-claviculaire gauche, et dans la région
maxillaire droite, quelques ganglions lymphatiques augmentés de volume. Le nez, la gorge, les amygdales, l'appareil
auditif sont normaux. Les molaires du maxillaire inférieur
gauche, ainsi que la première prémolaire du maxillaire
supérieur gauche et la première molaire du maxillaire supérieur droit sont fortement cariées. Thorax étroit; au sommet
du poumon gauche en arrière, sonorité un peu diminuée,
respiration affaiblie. Tous les autres organes sont normaux.
Diagnostic clinique et anatomique : Adénite tuberculeuse.

Opération : Extirpation des ganglions, grattage des
parties ganglionnaires caséeuses et purulentes. Extraction
des deux molaires du maxillaire inférieur gauche.

— L'examen microscopique des dents fut fait. On trouva
dans les deux dents molaires de nombreux bacilles tuberculeux.

OBSERVATION XI

Publiée par H. Starck, assistant volontaire à la clini-
que chirurgicale du prof. Czerny (Beitrage zur
Klin. Chir. XVI, p. 83.)

M.H.., jeune fille de 14 ans. Parents, sept frères et sœurs
bien portants. La malade, bien portante auparavant, souffre
souvent depuis un an de maux de dents du côté gauche. « A
la suite du mal de dents apparurent, il y a sept semaines, les
ganglions », disait la petite malade. Forte stature, enfant
en bon état général. Tous les organes internes sont normaux. Dans la région du maxillaire inférieur gauche, une
tumeur grosse comme un œuf du poule, en partie ramollie.
La peau qui la recouvre est rouge, pas mobile. Derrière la
branche montante, quelques ganglions plus petits. Carie de
la première molaire gauche inférieure. Amygdales et muqueuse normales.

Opération. — Extirpation des ganglions tuberculeux en
partie caséeux. Extraction de la dent. La jeune fille est
en pleine santé quinze mois après.

Examen microscopique. — On trouva entre les deux racines
de la dent enlevée un tissu granuleux dont les nodules fai-
saient déjà macroscopiquement suspecter la nature et qui formait le fond d'une excavation cariée ; l'examen microscopique montra une série de granulations tuberculeuses avec de
nombreuses cellules géantes. Le fait qu'il ne s'est produit
aucune récidive depuis quinze mois, rend la signification
de ce cas encore plus claire.

Il s'agit d'une infection unique par des bacilles tuberculeux, qui s'étaient fixés dans la cavité d'une dent cariée et
avaient produit entre ses racines un foyer primaire ; c'est
de là que l'infection s'était propagée aux glandes.

Nous avons tenu à donner les deux observations pré
cédentes bien qu'il n'y ait point de fistule, pour deux
raisons : la première, c'est que les cas de fistule consécutive à l'infection d'un ganglion par une dent cariée
sont rares, sans doute à cause du peu de soin qu'on a
dans les cas d'adénite cervicale d'examiner l'état du
système dentaire ; la seconde, c'est que, si au lieu d'in-
tervenir on avait laissé le ganglion se ramollir et s'ouvrir, une fistule en aurait été probablement la consé
quence.

Dans ces deux cas, l'avulsion de la dent cariée en
même temps que l'extirpation des ganglions a supprimé
la porte d'entrée et aussi, pour une fois, le danger de la
récidive.

Ainsi que le dit très justement l'auteur, à qui nous
avons emprunté ces observations, l'abandon de la dent
à elle-même devait naturellement conduire à un échec
thérapeutique.

En effet, si l'infection ne s'était pas renouvelée à l'extérieur, il restait pourtant encore un foyer tuberculeux
dans le corps et une réinfection des glandes pouvai
toujours en résulter.

Le même processus infectieux pouvait donc toujours
se renouveler par cette dent creuse.

Des récidives continuelles auraient eu lieu, le virus
tuberculeux se serait peu à peu répandu dans l'orga-
nisme affaibli, et le malade en définitive aurait succombé.

Ces cas doivent se présenter assez fréquemment, là
où des individus dont la bouche est mal entretenue et
garnie de dents cariées se trouvent en rapport avec un
individu phtisique et sont continuellement exposés au
danger d'infection par des poussières ou des aliments
baccilifères.

Conclusions

I. Les fistules dentaires peuvent, d'une manière générale, se définir : des trajets anormaux s'étendant d'une dent ou de l'alvéole qui la contient à une muqueuse ou à la peau.

On les divise en fistules muqueuses et en fistules cutanées ; chacune de ces divisions comprenant plusieurs variétés, suivant le siège.

II. Les fistules sont dues le plus souvent à la périostite alvéolo-dentaire chronique, qui, elle, est due à une infection microbienne. Les bacilles peuvent suivre deux voies : la voie interne, le canal radiculaire (caries pénétrantes) et la voie externe (traumatismes, éruptions difficiles de dents et en particulier de dents de sagesse).

Ces bacilles ne sont pas sans doute ceux de la carie, mais bien les microbes les plus divers qui toujours se rencontrent dans la bouche.

Les fistules dentaires peuvent aussi provenir de l'ouverture extérieure de kystes radiculaires.

III. Le siège des fistules varie avec chaque dent, et les raisons du siège le plus ordinaire pour chacune paraissent être absolument anatomiques.

Comme toute fistule, une fistule dentaire comprend un orifice externe, un trajet, un lieu d'origine.

A la muqueuse, l'orifice externe se présente en général sous la forme d'un petit bouton rosé, comme végétant, percé à son sommet d'un orifice que l'on rend visible en faisant sortir par la pression une petite gouttelette de liquide purulent.

A la peau, les bords sont décollés, il y a une dépression en cul-de-poule avec fongosités.

L'écoulement du pus est intermittent.

Le trajet qui peut être très étendu s'accompagne sur tout son parcours d'une induration des tissus environnants, ce qui donne sous le doigt la sensation d'une bride. La paroi alvéolaire est amincie, perforée d'un orifice régulier à l'emporte-pièce, ou d'une infinité de trous. La dent offre comme caractère constant une dédénudation de l'apex qui est rugueux, soit par destruction du cément, soit par son hypertrophie par suite d'ostéite raréfiante ou d'ostéite productive.

IV. Le Diagnostic comprend deux parties :

1. Etablir qu'on est bien en présence d'une fistule d'origine dentaire : On éliminera suivant les cas les fistules de la parotide, du canal de Sténon, les fistules consécutives à un abcès du sinus, celles par nécrose du maxillaire et enfin les fistules lacrymales. Le système dentaire devra être examiné avec soin dans tous les cas d'abcès ganglionnaires siégeant au voisinage de la bouche, car 50 % de ces abcès prennent leur source dans une carie dentaire.

2. Déterminer la dent, origine de la fistule : Le diagnostic de la dent qui cause la fistule sera fait par : le siège de la fistule, l'exploration du trajet, le degré de carie, la teinte de la dent, sa mobilité possible, sa douleur à la percussion et enfin les commémoratifs.

V. Les procédés de traitement sont variés :

1. L'Asepsie du canal suffira dans des cas relativement simples.

2. La trépanation radiculaire est l'opération de choix pour les dents à une racine ;

3. La greffe par substitution donne aussi de jolis résultats et est un procédé applicable alors que les pro-

cédés précédents auraient pu échouer ou donner un résultat insuffisant.

4. L'extraction, enfin, moyen radical par excellence, en supprimant immédiatement et d'un coup la cause des accidents, en amène la cessation.

¡Quel que soit le procédé employé, des lavages antiseptiques de la fistule sontindiqués.

Si l'on s'explique la guérison, la rapidité avec laquelle celle-ci se produit même dans les cas les plus anciens n'en est pas moins remarquable et vraiment digne de fixer l'attention.

Vu : Le Président de la Thèse,

GUYON.

Vu ; Pour le Doyen,

L'assesseur : POTAIN,

Vu et permis d'imprimer :

Le Vice-Recteur de l'Académie de Paris,

GRÉARD.

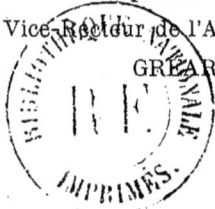

BIBLIOGRAPHIE

A. Bellemain, Fistules du menton. Th. Paris, 1891-92.

Bulletin de thérapeutique, T. LXXXIII, p. 120.

Celse. Traité de la Médecine. Livre VI Chap. 13.

Chambounaud. Th. Paris, 1867.

Chassaignac. Traité pratique de la suppuration, 1850.

    —   Bulletin gén. de thérapeutique, 1851.

Colle. Fistules osseuses d'origine dentaire, Th. Paris, 1855.

Cornudet.   —   —   Th. Paris.

Duval. Communications à la Société de la Faculté de Médecine, 1810.

Gérard-Marchand. Bulletin de la Société de Chirurgie. Mai 1892.

Guyon. Art. Maxillaires, in Dict. enc. des Sc. Méd.

Heydenreich. Accidents de dent de sagesse. Thèse d'Agrégation.

Jourdain. Traité des Mal. de la Bouche, 1778.

Journal des connaissances médicales. Articles de Galippe, 1889.

Magitot. Art. Dent. in Dict. enc. des Sc. Méd.

Parinaud. Archives médicales.

Am. Paré. Edition Malgaigne. T. II.

Pietkiewicz. Périostite alvéolo-dentaire. Th. Paris, 1876.

Richaud. Th. Paris, 1877.

Tellier. Fistules dentaires. Th. Paris, 1892-93.

TABLE DES MATIÈRES

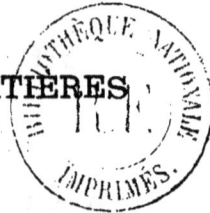

www.ingramcontent.com/pod-product-compliance
Lightning Source LLC
Chambersburg PA
CBHW050616210326
41521CB00008B/1273